医療系学生のための
解剖見学実習ノート

千田隆夫 ◉ 小村一也

アドスリー

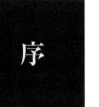

序　解剖進行中のご遺体の状態に則した解剖見学実習ノートを

　岐阜大学医学部では、延べ 900 名の医療系大学・専門学校の学生に解剖見学実習の機会を提供しています。人体内部を初めて見る医療系学生にとって、解剖が進行中の体内の構造を見分けるのは至難のわざです。"動脈は赤い"と信じてきた彼らの目の前に"白い動脈"が走っているのですから！

　本書に収録されている 46 項目のテーマは、岐阜大学で解剖見学実習を行っている医療系大学・専門学校へのアンケートで挙げられた、各専門職の"ホットスポット"です。本書で使用した解剖図は、博物画家である小村が解剖実習の進行過程をつぶさに記録した数多くの図版から選び出しました。

　見学実習の前に、本書で"色塗り"をしながら見学すべき構造の位置や形を予習してください。見学実習では漠然と眺めるのではなく、観察の対象を明確にして、テキストで得た知識と目の前にある対象物を比較してください。予習で得た情報や観察で気づいたことを余白にメモし、本書を完璧な見学実習ノートにしましょう。

　次に記載した医療系大学・専門学校の先生方には、本書に収録する見学項目の抽出と原稿の査読にご協力いただきました。誠にありがとうございました。
　　大垣市医師会看護専門学校
　　岐阜医療科学大学 保健科学部放射線技術学科 / 看護学部看護学科
　　岐阜市立看護専門学校
　　サンビレッジ国際医療福祉専門学校 作業療法学科 / 言語聴覚学科
　　岐阜聖徳学園大学 看護学部
　　中和医療専門学校
　　平成医療短期大学 リハビリテーション学科理学療法専攻 / 作業療法専攻 / 視機
　　　能療法専攻 / 看護学科

　株式会社アドスリーのみなさんに心から感謝の意を表します。

令和 2 年 8 月　　　　　　　　　　　　　　　　　　　千田隆夫・小村一也

目次

1 関節の構造

←┈┈● 関節の一般構造を、肩関節を観察しながら理解しましょう。

関節の一般構造

1. 骨と骨の連結で、可動性の高い（よく動く）連結を関節と呼びます。

2. 関節を構成する、お互い向き合っている骨端は、一方が膨らんでいて（**関節頭 A**）他方がそれを受けるようにへこんでいます（**関節窩 B**）。肩関節の場合は、関節頭は**上腕骨頭 A**、関節窩は**肩甲骨関節窩 B** です。

3. 関節頭と関節窩の表面は**関節軟骨**で被われています。肩関節の関節窩の周辺部には**関節唇 C** と呼ばれる線維軟骨性の肥厚部があり、関節窩を深くしています。

4. 関節頭と関節窩の間に円板状の軟骨（**関節円板**）が介在することがあります。肩関節には関節円板はありませんが、膝関節では**外側半月**、**内側半月**がこれに相当します。

5. 関節全体は**関節包 D** で包まれています。関節包は 2 層からなり、外層は強靭な**線維膜**、内層は滑膜です。

6. 関節包で包まれる腔を**関節腔 E** と呼びます。関節腔は滑膜から分泌された**滑液**で満たされています。

関節の補強構造

1. 関節包の周囲には、関節を構成する骨どうしを強く結合する**靱帯 F, G** が存在します。肩関節の周囲には**烏口肩峰靱帯 F** と**烏口上腕靱帯 G** などがあります。

2. 関節包の内部で関節頭と関節窩を結合する**靱帯**が存在することもあります（例：股関節の関節頭靱帯）。

3. 関節包の周囲を走る筋（およびその腱）が関節を包むことによって、関節を補強します。肩関節の周囲には**回旋筋腱板 H**（棘上筋、棘下筋、小円筋、肩甲下筋の各腱）が存在し、肩関節の上／前後／左右を取り囲み、肩関節を補強しています。

関節の運動

1. 関節の運動は、関節頭と関節窩の形状によってほぼ決まります。肩関節は典型的な**球関節**であり、屈曲／伸展／内転／外転／内旋／外旋が可能です。

2. 肩関節の関節包の上方に、**三角筋下滑液包**と**肩峰下滑液包 I**（滑液包は滑液を満たした袋）があり、関節運動時の骨や軟部組織の摩擦を弱めています。

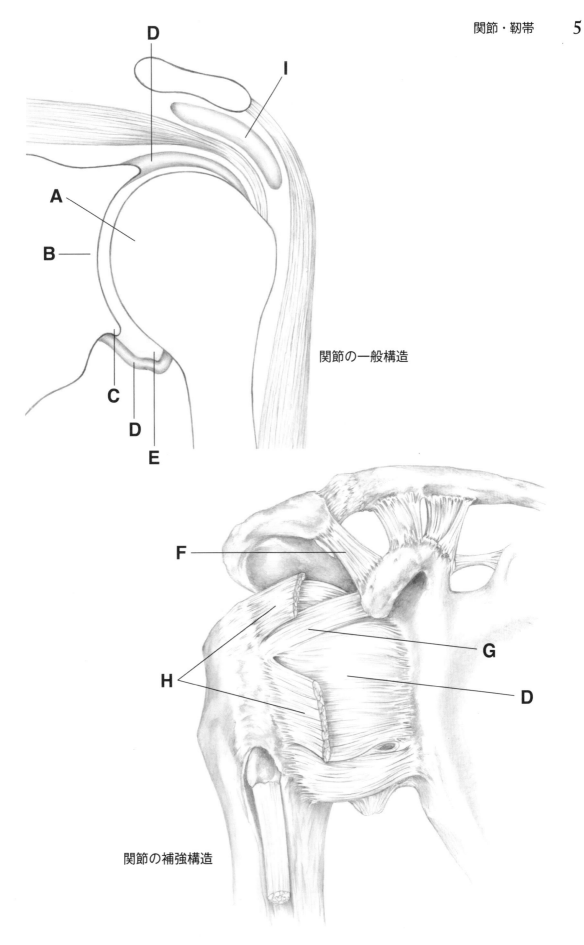

関節の一般構造

関節の補強構造

2 肩関節

←⋯⦿ 肩関節周囲の筋の多くは切断され、肩関節の関節包は切開され、
関節腔が開放されています。

肩関節

1. 肩関節は**上腕骨頭 A** と**肩甲骨関節窩 B** との間の関節で、代表的な球関節です。

2. 関節窩の周囲を**関節唇 C** という線維軟骨からなる堤が輪状に取り巻き、これによって、関節窩の深みが増しています。

3. 上腕骨頭と肩甲骨関節窩は**関節軟骨 D** に被われています。関節軟骨の性状（形状、滑らかさ）を指で触って確認しましょう。

4. 肩甲骨関節窩に球状の上腕骨頭をあてがい、肩関節を復元してみましょう。

5. 残存している**関節包 E** があればつまんでみて、線維性結合組織の感触を感じてみましょう。

6. **上腕二頭筋長頭腱 F** が関節窩の上縁から始まっていることを確認しましょう。

7. 肩関節の関節包の上部を被う**三角筋下滑液包 G** と**肩峰下滑液包**を同定できますか。

肩関節の運動・脱臼

1. 肩関節の運動範囲は非常に広いです（屈曲、伸展、内転、外転、内旋、外旋）。肩関節を復元し（肩甲骨関節窩に上腕骨頭をあてがい）、これらの運動を実際に行ってみましょう。

2. 可動範囲の広い肩関節では**脱臼**が起こりやすく、特に**下方脱臼**が多いです。肩関節周囲に残っている筋があれば、できるだけそれらの筋（腱）で肩関節を被ってみて、下方脱臼が起こりやすい理由を考えてみましょう。

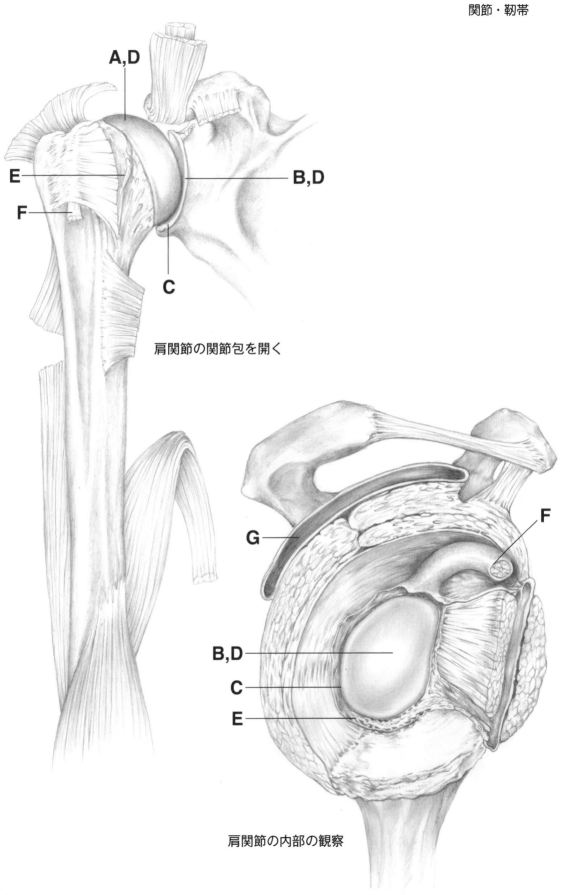

肩関節の関節包を開く

肩関節の内部の観察

3 肘関節

←⋯◉肘関節周囲に付く筋の多くは切断され、肘関節の関節包は切開され、関節腔が開放されています。

肘関節

1. 内側側副靭帯 A、**外側側副靭帯 B**、および**橈骨輪状靭帯 C** の3本の靭帯を同定しましょう。これらの靭帯とその下層の**関節包 D** はいずれも線維性結合組織でできているため、見た目が同じで区別がつきにくいです。"内側"、"外側"、"輪状" という走行の特徴を目安に同定してみましょう。

2. 肘関節が以下の3つの関節で構成されることを確認しましょう。

腕橈関節：上腕骨 **E** の上腕骨小頭 **F** と橈骨 **G** の橈骨頭 **H** で構成されます

腕尺関節：上腕骨 **E** の上腕骨滑車 **I** と尺骨 **J** の滑車切痕で構成されます

上橈尺関節：橈骨頭 **H** と尺骨 **J** の**橈骨切痕**で構成されます

3. 関節包が外層の**線維膜**（強靭）と内層の**滑膜**（光沢があって滑らか）で構成されることを確認しましょう。

4. 肘関節の運動は屈曲・伸展と回内・回外です。これらの運動を再現しながら、以下を確かめましょう。

●それぞれの運動はどの関節で起こるでしょうか。

●橈骨輪状靭帯は回内・回外運動の際、どのような役割をはたしているでしょうか。

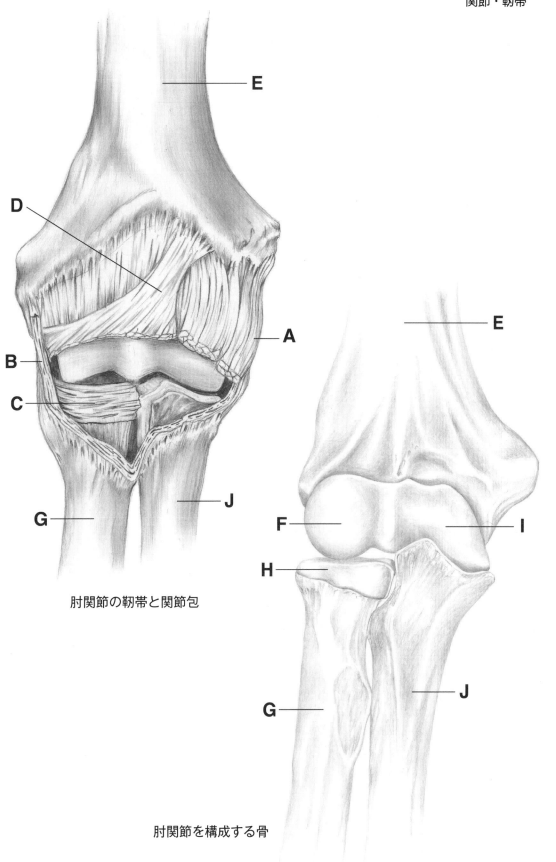

肘関節の靭帯と関節包

肘関節を構成する骨

4 手の腱膜・腱鞘

←┈┈◉ 浅指屈筋腱、深指屈筋腱と総指伸筋腱は既に切断されていますが、切断されずに停止まで続いているものがあれば、その走行をよく観察しましょう。

指屈筋腱

1. 浅指屈筋と**深指屈筋**の腱は**屈筋支帯**の下の**手根管 A** を通って、手掌に入ってきます。

2. 屈筋支帯は既に開放され、浅指屈筋と深指屈筋の各腱が通る**滑液鞘（腱鞘）**の内面は光沢のある薄い膜で被われています。

3. 屈筋支帯を出た**浅指屈筋腱 B** と**深指屈筋腱 C** は、各指の中手指節（MP）関節あたりから指先まで共通の腱鞘に包まれて走ります。

4. 基節骨付近で浅指屈筋腱が二分し、その間を深指屈筋腱が貫きます（**矢印**）。

5. 浅指屈筋腱と深指屈筋腱は共通の腱鞘に包まれた状態で、複数の靱帯性滑車によって各指の中手骨～末節骨に固定されています。

6. 最終的に、浅指屈筋腱は中節骨底に停止し、深指屈筋腱は末節骨底に停止します。

7. 上記 3. の共通腱鞘は特に中手指節（MP）関節から近位指節間（PIP）関節の間で内腔が狭く、浅指屈筋腱と深指屈筋腱は密着して走っています。したがって、この部位で腱が損傷を受けると両腱および腱鞘が癒着して、腱の滑走が著しく障害されます。断裂した腱を再建する手術もこの部位ではむやみに行ってはならないという意味で、手の外科ではこの部位を No man's land（**立ち入り禁止区域**）（**枠内**）と呼んでいます。

指背腱膜 (伸筋腱膜)

1.（総）**指伸筋腱 D** が指背で膜状に広がり、さらに**骨間筋 E** と**虫様筋 F** の停止腱が両側から加わって**指背腱膜(伸筋腱膜) G** が形成されます。

2. 指背腱膜の遠位部は 3 本の線維索（**中央索 H**、左右の**側索 I**）に分かれ、中央索は中節骨底に停止し、左右の側索は合流して末節骨底に停止します。

3. 慢性関節リウマチでは、以下のような特徴的な指の変形が生じます。

● **ボタン穴変形 J**：中央索の過伸長または断裂によって、近位指節間（PIP）関節を伸ばせせなくなり、側索が掌側に移動します。その結果、PIP 関節の屈曲と遠位指節間（DIP）関節の過伸展が起こります。

● **スワンネック変形 K**：側索に対する中央索の相対的な緊張増加によって、PIP 関節の過伸展と DIP 関節の屈曲変形が起こります。

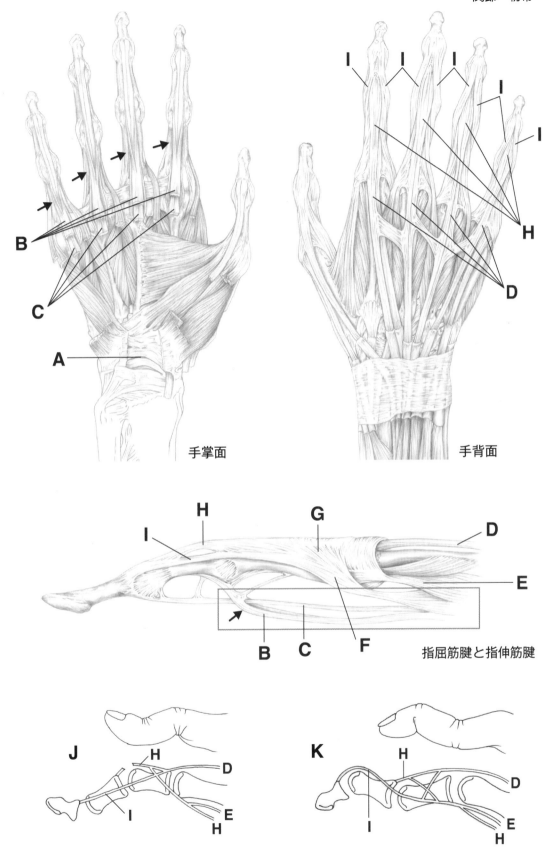

手掌面

手背面

指屈筋腱と指伸筋腱

5 膝関節

←┈● 膝関節周囲に付く筋の多くは切断され、膝関節の関節包は切開され、関節腔が開放されています。

関節包と補強靭帯

1. 外側側副靭帯 A は大腿骨外側上顆と腓骨頭の間に張り、深部の関節包に癒着していません。

2. 内側側副靭帯 B は関節包の内側面の一部がやや肥厚したように見えます。外側側副靭帯と違って、内側側副靭帯は膝関節包と一体化していますので、索状には見えません。

3. 関節包は外層の**線維膜**（強靱）と内層の**滑膜**（光沢があって滑らか）の2層で構成されています。

4. 脛骨上端の関節面には、線維軟骨でできた**内側半月 C** と**外側半月 D** があります。内側半月と外側半月の前縁は**膝横靭帯 E** でつながっています。

5. 前十字靭帯 F は脛骨顆間窩前部と大腿骨外側顆を結合します。前十字靭帯の後方に**後十字靭帯 G** があります。

膝関節の運動

1. 膝関節は大腿骨 H、脛骨 I および**膝蓋骨 J** の間の関節です。**腓骨 K** は膝関節には関与しません。

2. 大腿骨の外側顆と脛骨の外側顆が外側半月を介して向き合い、大腿骨の内側顆と脛骨の内側顆が、内側半月を介して向きあいます。大腿骨と脛骨の間で膝関節の屈曲と伸展が起こります。

3. 膝関節の屈曲位では、大腿骨と脛骨の接触面積が少ないために膝関節の回旋が可能になり、関節は不安定です。

4. 膝関節の伸展位（直立時の膝関節の状態）では、大腿骨と脛骨の関節面どうしが広い面積で接触するために膝関節の回旋が起こらず、安定しています（膝関節が〝ロック〟された状態）。

5. 前十字靭帯は脛骨が前方にずれるのを防ぎます。したがって、前十字靭帯が断裂すると、脛骨が容易に前方にずれます（**前方引き出し症状**）。

6. 後十字靭帯は脛骨が後方にずれるのを防いでいます。したがって、後十字靭帯が断裂すると、脛骨が容易に後方にずれます（**後方引き出し症状**）。

7. 膝関節の屈曲・伸展の際、膝蓋骨は大腿骨の膝蓋面に沿って上下に滑ります。

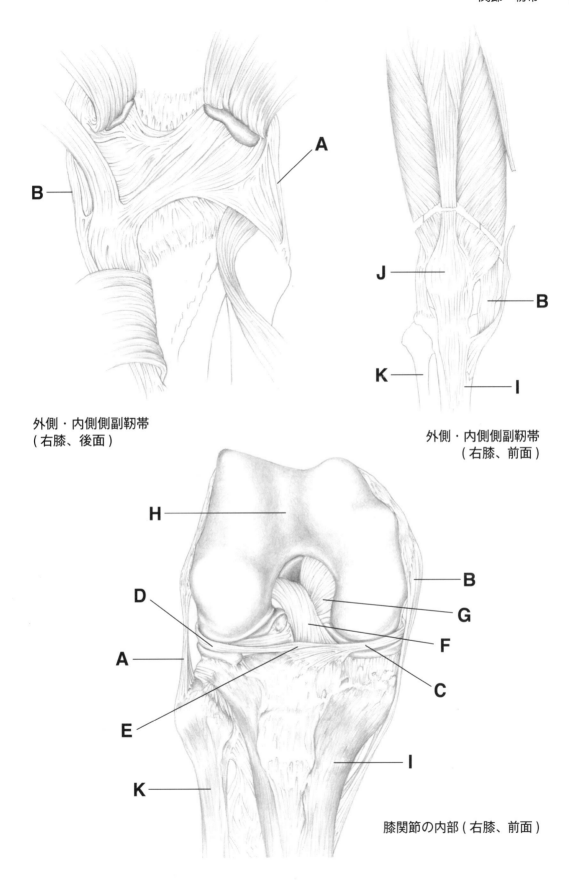

外側・内側側副靭帯
（右膝、後面）

外側・内側側副靭帯
（右膝、前面）

膝関節の内部（右膝、前面）

足関節

←⋯◉ 下腿から足に入る筋、血管、神経はすべて切断されています。足関節の関節包はその上を補強する靭帯とともに切断されて関節腔が開放され、足関節は完全に外れています。

足関節は足首、すなわち下腿骨（**脛骨 A**、**腓骨 B**）と**距骨 C** の間の関節で、正確には**距腿関節**と呼ばれます。

関節包と補強靭帯

1. 足関節の関節包は内側面と外側面が厚くなっています。

2. 足関節の内側面の肥厚部は、**内果 D** と足根骨（距骨、踵骨、舟状骨）との間を結合する**内側三角靭帯 E** と呼ばれます

3. 足関節の外側面の肥厚部は、**外果 F** と距骨および踵骨との間を結合するいくつかの靭帯の存在によります。

4. 内側三角靭帯と外側面の諸靭帯による強い制約のために、足関節の運動は底屈と背屈のみに限られます。

関節頭と関節窩

1. 外された関節頭（**距骨滑車 G**）と関節窩（脛骨の下関節面と内果関節面および腓骨の外果関節面）の形状を観察しましょう。

2. 外された足関節を元に戻してみましょう。脛骨の**内果**と腓骨の**外果**が内外側から**距骨滑車**をはさんだ状態になっています

3. **脛腓靭帯結合 H** によって脛骨と腓骨は固く結合していて動かないことを確認しましょう。

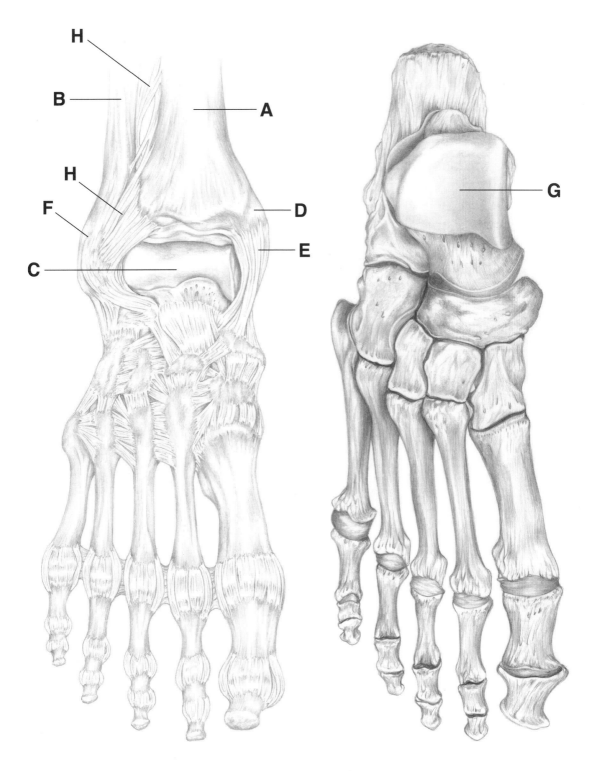

足関節の関節包を開く
（右足背面）

足関節の関節頭（距骨滑車）を見る
（右足背面）

7 骨格筋の構造

←⋯◉全身には約 400 個の骨格筋があります。骨格筋の一般構造を上腕二頭筋と上腕三頭筋で観察しましょう。

起始と停止

1. 1個の骨格筋はその両端が細くなって**腱**に移行し、やがて骨に結合します。この骨への結合部位を以下の定義によって**起始**と**停止**に区別します。

　　起始：収縮時に動きが小さい結合部で、四肢の筋では近位側にあります。

　　停止：収縮時に動きが大きい結合部で、四肢の筋では遠位側にあります。

2. 骨格筋の起始側を**筋頭 ABCDE**、停止側を**筋尾 G**、筋頭と筋尾の間のふくらんだ部分を**筋腹 F** と呼びます。

3. 上腕二頭筋にはその名の通り2つの筋頭があり、それぞれの起始は異なります。

　　●上腕二頭筋**長頭 A** の起始：肩甲骨関節上結節

　　●上腕二頭筋**短頭 B** の起始：烏口突起

4. 上腕三頭筋にはその名の通り3つの筋頭があり、それぞれの起始は異なります。

　　●上腕三頭筋**長頭 C** の起始：肩甲骨関節下結節

　　●上腕三頭筋**外側頭 D** の起始：上腕骨後面外側上方

　　●上腕三頭筋**内側頭 E** の起始：上腕骨後面内側上方

支配神経

1. 骨格筋には、その筋の収縮命令を伝える運動神経が分布します（**支配神経**）。

2. 上腕二頭筋の2つの筋頭と筋腹を持ち上げて、その下面に**筋皮神経 H** の枝が入り込むことを確認しましょう。

3. 上腕の後面で上腕三頭筋を探しましょう。その外側頭と内側頭の間の上腕骨後面（橈骨神経溝）を走る**橈骨神経**が上腕三頭筋に分布します。

拮抗筋と協力筋

1. 同じ関節に対して反対の作用を及ぼす筋の組み合わせを**拮抗筋**と呼びます。

2. 上腕二頭筋は肘関節を屈曲させ、上腕三頭筋は肘関節を伸展させるので、上腕二頭筋と上腕三頭筋は拮抗筋の関係にあります。

3. 同じ関節に対して同じ作用を及ぼす筋の組み合わせを**協力筋**（協同筋）と呼びます。

4. 上腕二頭筋と上腕筋は共に肘関節を屈曲させるので、協力筋の関係にあります。

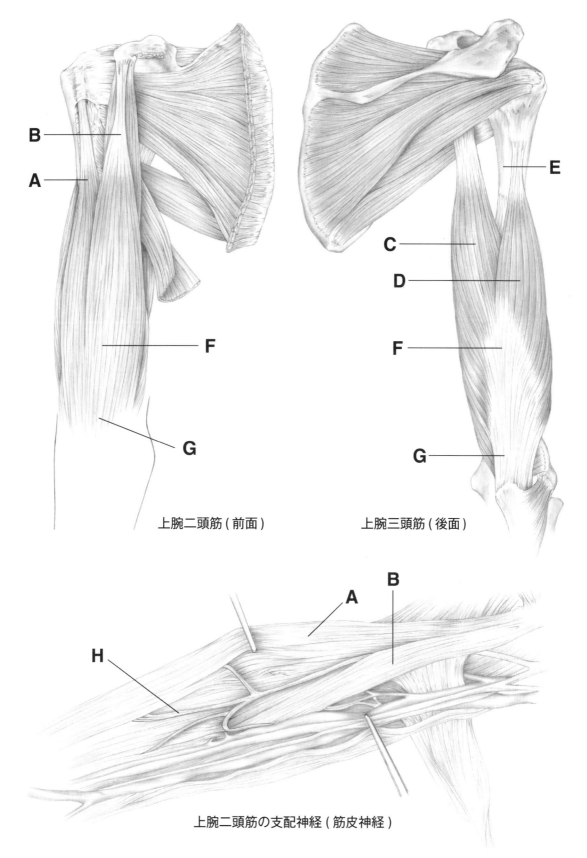

B

A

E

C

D

F

F

G

G

上腕二頭筋（前面）　　　上腕三頭筋（後面）

A

B

H

上腕二頭筋の支配神経（筋皮神経）

8 咀嚼筋

←┈◉ 4種類の咀嚼筋を観察、確認しましょう。

咀嚼筋

1. 下顎骨に停止があり、咀嚼運動の際に下顎骨を動かす4種類の筋を**咀嚼筋**（**咬筋 A**、**側頭筋 B**、**外側翼突筋 C**、**内側翼突筋 D**）と総称します。咀嚼筋はすべて**三叉神経第三枝**（**下顎神経**）に支配されます。

咬　筋

1. **咬筋 A** の起始は頬骨弓と頬骨で、下方に走って下顎骨の下顎角外側面に停止します。生体でも、下顎角の皮下に咬筋の盛り上がりを触れます。

2. 取り外されている下顎骨で下顎角を同定しましょう。その外側面に停止する咬筋の筋線維が残っているでしょう。

側頭筋

1. **側頭筋 B** の起始は側頭骨と前頭骨の外側面で、頬骨弓の下をくぐって、下顎骨の筋突起に停止します。筋の全体の形は扇形で、作用は下顎の挙上です。

2. 脳の取り出しの際、側頭筋は側頭骨とともに水平断されています。さらに下顎骨の下顎枝が切断された際、側頭筋の下部が筋突起に着いたままになっています。

外側翼突筋と内側翼突筋

1. **外側翼突筋 C** と**内側翼突筋 D** はいずれも蝶形骨翼状突起から起こって、下顎枝の深層を走ります。

2. 外側翼突筋は後方に走って下顎頸に停止します。その作用は、両側が働くと下顎を前方に動かし、片側のみが働くと下顎を反対側に動かします。

3. 内側翼突筋は後下方に走って下顎角内側面に停止します。その作用は、両側が働くと下顎を挙上し、片側のみが働くと下顎を反対側に動かします。

4. 外側翼突筋と内側翼突筋はいずれも起始（翼状突起）と停止（下顎骨内面）から外されているので、観察は困難でしょう。

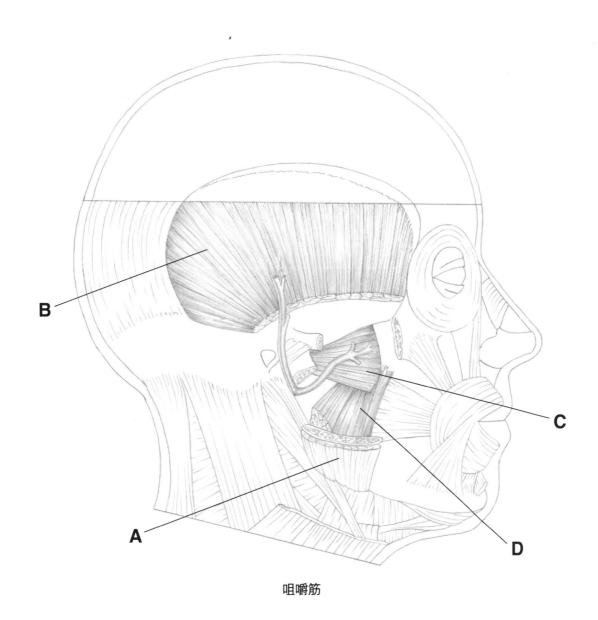

咀嚼筋

9 舌骨筋群

←⋯◉頭頸部の解剖作業が進行すると舌骨筋群の観察は困難になります
が、残っている範囲で観察を進めましょう。

舌骨に付く筋 (舌骨筋群)

舌骨**A**は他の骨と直接連結していません。しかし、多くの筋（舌骨筋群）と靭帯によっ
て、上方では**下顎骨B**と頭蓋に、下方では**胸骨C**、**甲状軟骨D**、肩甲骨とつながっ
ています。

舌骨筋群全体としての作用は、舌骨の引き上げ／引き下げであり、この運動は嚥下
あるいは発声の際に重要です。

舌骨上筋 (群)

舌骨より上方にあり、舌骨に停止する4つの筋（**顎二腹筋E**、**茎突舌骨筋F**、**顎舌
骨筋G**、**オトガイ舌骨筋H**）を**舌骨上筋**（群）と総称します。

1. 4種類の舌骨上筋を同定できますか。舌骨筋群の筋名は「起始の骨名－停止の骨名」
の組み合わせがほとんどなので、起始・停止を確認して、筋を同定するとよいでしょう。

2. 顎二腹筋の前腹と後腹をつなぐ中間腱が舌骨に付着して、前腹と後腹の方向が急
に変っています。

3. 顎二腹筋の前腹、後腹および下顎体で囲まれる領域を顎下三角と呼びます。
顎下三角には**顎下腺I**が収まっています。

4. 顎舌骨筋は左右の下顎体間に水平に張る広い筋で、口腔底を形成します。

5. 舌骨上筋の作用は舌骨の引き上げ（挙上）または下顎骨の引き下げ（下制）です。

舌骨下筋 (群)

舌骨より下方にあり、上方にある舌骨に停止する4つの筋（**胸骨舌骨筋J**、**肩甲舌
骨筋K**、**胸骨甲状筋L**、甲状舌骨筋）を**舌骨下筋**（群）と総称します。

1. 4種類の舌骨上筋を同定できますか。舌骨下筋群の筋名は、すべて「起始の骨名－
停止の骨名」の組み合わせなので、起始・停止を確認して、筋を同定するとよいでしょ
う。

2. 舌骨下筋の作用は舌骨の引き下げです。

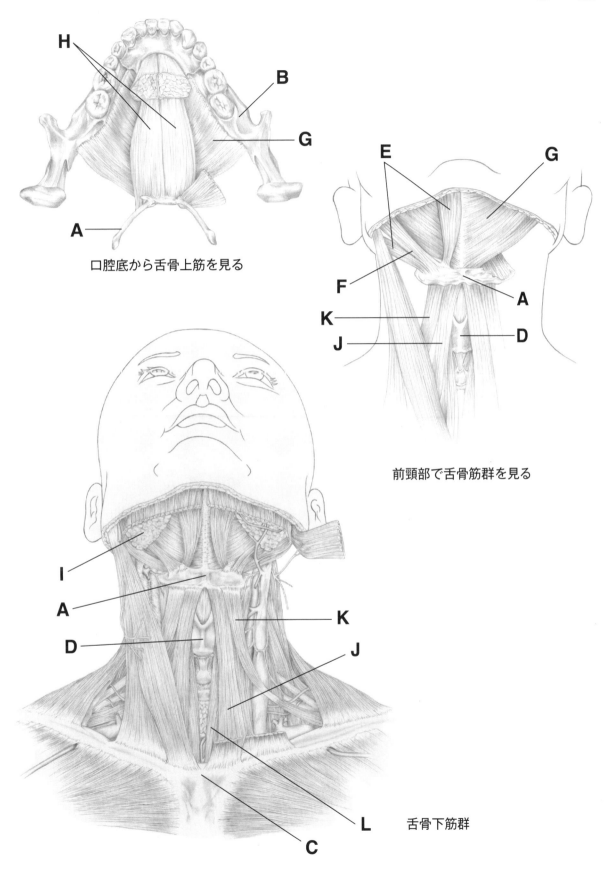

口腔底から舌骨上筋を見る

前頸部で舌骨筋群を見る

舌骨下筋群

10 胸鎖乳突筋と僧帽筋

←……◉ 胸鎖乳突筋と僧帽筋は既に遺体から取り外されているでしょう。取り外された筋を元の部位にあてがって、以下の事項を確認しましょう。

胸鎖乳突筋

1. 胸鎖乳突筋 A は側頸部にある強大な筋です。生体でも側頸部に胸鎖乳突筋が盛り上がって見えます。

2. 胸鎖乳突筋の起始は**胸骨 B** の胸骨柄と**鎖骨 C** の内側 1/3、停止は側頭骨の乳様突起です。筋名は起始と停止の骨名の頭文字を並べたものです。

3. 胸鎖乳突筋の剖出後、筋は起始から外して上方にめくり返す、あるいはそれ以後の作業の都合上、取り外してあるかもしれません。

4. 胸鎖乳突筋の支配神経は**副神経 D** です。筋の裏側に副神経の枝が入り込みます。

5. 胸鎖乳突筋の作用は、両側が働くと頭部の後屈で、片側が働くと頭部を反対側斜め上方に向けることです。

僧帽筋

1. 僧帽筋 E は背部の上方に位置し、筋全体の形は三角形です。中世ヨーロッパのキリスト教僧侶の肩掛け（= 僧帽）の形に似ているのがその名の由来です。

2. 起始は後頭骨の外後頭隆起から全頸椎・全胸椎の棘突起で、正中線上に長く続きます。

3. 停止は①**鎖骨 C**、②**肩峰 F**、③**肩甲棘 G** の 3 カ所です。

4. 作用は上記①、②、③に付く筋線維群の順に、肩の引き上げ、肩を後方に引く、肩を引き下げる、となります。

5. 支配神経は**副神経 D** で、僧帽筋の裏側を下方に走り、僧帽筋に枝を出します。

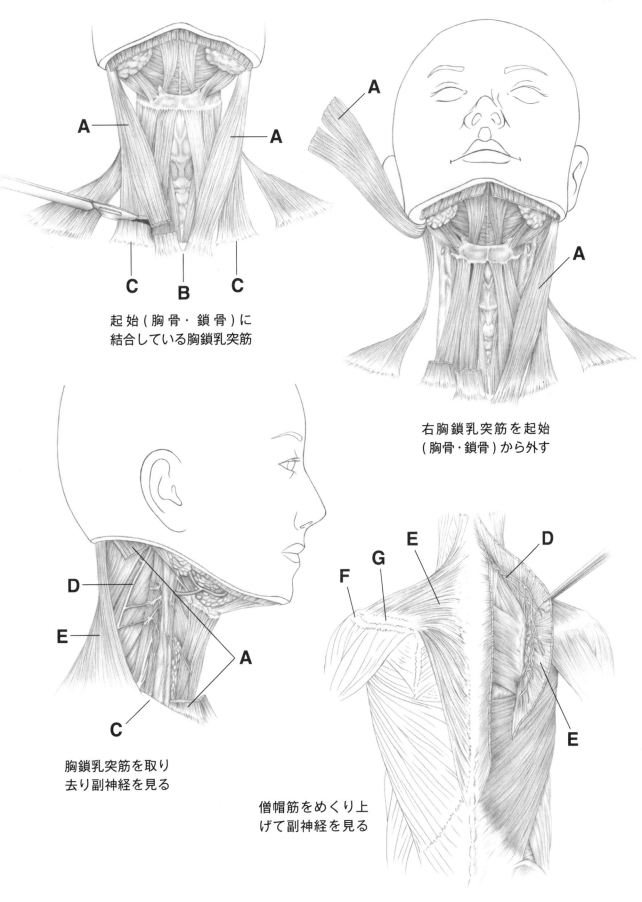

起始 (胸骨・鎖骨) に
結合している胸鎖乳突筋

右胸鎖乳突筋を起始
(胸骨・鎖骨) から外す

胸鎖乳突筋を取り
去り副神経を見る

僧帽筋をめくり上
げて副神経を見る

11 呼吸筋

◀┈┈● 横隔膜はその全周が起始から外れています。外肋間筋と内肋間筋は取り外された前胸壁の肋間で観察できます。

横隔膜

1. 横隔膜 **A** の起始は以下の３部です。

胸骨部：胸骨剣状突起。

肋骨部：第７肋軟骨以下の肋軟骨。

腰椎部：第１～４腰椎の椎体前面。左脚と右脚として起こります。

2. 横隔膜の停止は、ドーム状に盛り上がった横隔膜中央部にある**腱中心 B** です。腱中心はクローバー形をしています。

3. 横隔膜のすべての筋束は腱中心に集まります。

4. 左脚と右脚は大動脈を取り囲み、**大動脈裂孔 C** の前で交差します。

5. 大動脈裂孔の前で右脚の筋束はさらに２分して、**食道裂孔 D** を形成します。

6. 横隔膜が収縮すると、すべての起始からくる筋束に引っ張られて腱中心が低下します。その結果、胸腔が拡大して胸腔内圧が低下し、吸気が起こります。

7. 横隔膜の支配神経は**横隔神経 E** です。横隔神経は頸神経叢から出て縦隔内を下行し、横隔膜上面に分布します。

外肋間筋と内肋間筋

1. 前胸壁を前から見ると、各肋間での**外肋間筋 F** の走向が明瞭にわかります。

2. 外肋間筋の起始は上位肋骨、停止は下位肋骨、筋線維は上外側から下内側に向かいます。

3. 肋間筋がむしり取られている部分が何カ所かあります。そこで外肋間筋が剥離して深層の**内肋間筋 G** が露出している部分を探しましょう。

4. 内肋間筋の起始は下位肋骨、停止は上位肋骨、筋線維は下外側から上内側に向かいます。

5. 各外肋間筋が収縮すると停止である下位肋骨を引き上げ、全体として、胸郭が前上方に張り出します。その結果、胸腔内圧が低下して吸気が起こります。

6. 各内肋間筋が収縮すると停止である上位肋骨を引き下げ、全体として、胸郭が前下方に沈下します。その結果、胸腔内圧が上昇して呼気が起こります。

7. 各肋間筋の支配神経はその肋間を走る**肋間神経**です。

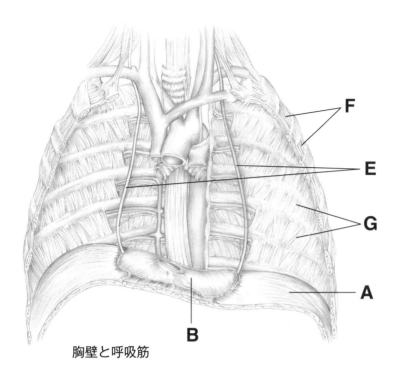

胸壁と呼吸筋

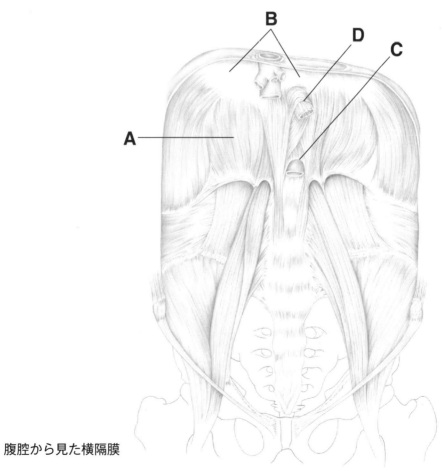

腹腔から見た横隔膜

12 手の内在筋

←⋯⋯◉ 手の内在筋（起始と停止がいずれも手の中にある筋）はすべて手の掌側にあり、母指球筋、小指球筋、中手筋の3群からなります。両手を比較して、筋が多く残っている方で観察を進めましょう。

母指球筋

1. 母指球には、**短母指外転筋、短母指屈筋 A、母指対立筋 B、母指内転筋 C** の4筋があります。

2. 母指球筋は母指の基節骨または第一中手骨に停止します。

3. 母指球筋の共同作用によって、母指の手根中手関節の可動範囲は広いです。

それによって、指でものをつまむ運動（対立）が可能になります。

小指球筋

1. 小指球には、**小指外転筋 D、小指対立筋 E、短小指屈筋 F** の3筋があります。

2. 小指球筋は小指の基節骨または第5中手骨に停止します。

3. 小指対立筋と母指対立筋との共同作用で、親指と小指でものをつまむ運動（対立）が可能になります。

中手筋

1. 中手筋には、**虫様筋 G、掌側骨間筋 H、背側骨間筋 I** があります。

2. 虫様筋 G の起始は第2〜5指の深指屈筋腱で、各指の基節骨の橈側から背側に回り込み、**指背腱膜**に合流します。

3. 掌側骨間筋 H の起始は第2,4,5指の中手骨で、背側に回り込んで指背腱膜に合流し、停止は第2、4、5指の中節骨と末節骨底です。

4. 各**背側骨間筋 I** は2頭を有し、第1〜5中手骨の向かい合う面から起こります。停止は第2指基節骨橈側、第3指基節骨両側、第4指基節骨尺側および指背腱膜です。

5. 虫様筋は**中手基節関節（MP 関節）**を屈曲し、**近位指節間関節（PIP 関節）**と**遠位指節間関節（DIP 関節）**を伸展します（毛筆の筆をもつ時、ピアノを弾く時）。

6. 掌側骨間筋は第2、4指を第3指に向かって近づけます（指の内転）。

7. 背側骨間筋は第2、4指を第3指から遠ざけます（指の外転）。

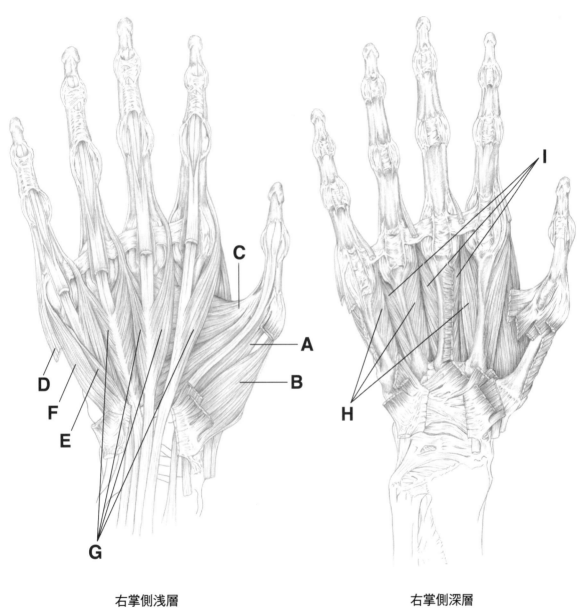

右掌側浅層　　　　　　　　　　　　　右掌側深層

13 殿筋・回旋筋

←⋯● 骨盤の後ろにある筋(外骨盤筋)は浅層の殿筋と深層の回旋筋の2群に大別されます。
解剖体の大殿筋と中殿筋は既に切断され、小殿筋および回旋筋群が直視できる状態に解剖されているでしょう。

殿　筋

1. 大殿筋の下層に中殿筋があります。中殿筋の起始(腸骨)と停止(大転子)を確かめましょう。

2. 中殿筋の下層に**小殿筋 A** が見えます。小殿筋の起始(腸骨)と停止(大転子)を確かめましょう。

3. 大殿筋の支配神経である**下殿神経 B**、中殿筋と小殿筋の支配神経である**上殿神経 C** を確認できますか?

回旋筋

1. 小殿筋の下に**梨状筋 D** があります。梨状筋の起始は骨盤内面にあるので観察できませんが、大腿骨大転子につく梨状筋の停止は明瞭に観察できます。

2. 梨状筋が大坐骨孔を2分しながら貫いていることを確認しましょう。梨状筋の上部(**梨状筋上孔**)と下部(**梨状筋下孔**)から以下の血管と神経が出てきます。

　　梨状筋上孔から:**上殿動脈 E、上殿静脈、上殿神経 C**

　　梨状筋下孔から:**坐骨神経 F、後大腿皮神経、下殿動脈 G、下殿静脈、下殿神経 B**

3. 坐骨神経 F は鉛筆1本分くらいの太さの、人体中で最も太い神経です。

4. 坐骨神経はまっすぐ下方に走ります。既に殿部で、脛骨神経と総腓骨神経への分離が始まっていることがあります。

5. 坐骨神経の深層で**上双子筋 H** と**下双子筋 I** をさがしましょう。

6. 上双子筋と下双子筋の間に分け入っていくと、**内閉鎖筋 J** の存在に気付くでしょう。

7. 下双子筋の下方に、双子筋よりもずっと幅の広い**大腿方形筋 K** が見えます。

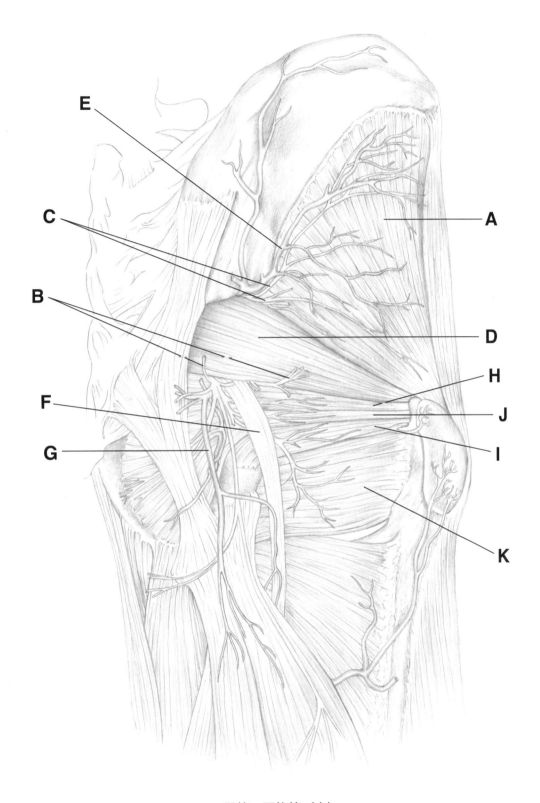

殿筋・回旋筋（右）

14 心臓

←⋯◉ 生体内では心臓は心膜につつまれていますが、解剖体では心膜が切開され心臓は取り出されています。

心臓の外観

1. 心臓の上縁（**心底 A**）は大血管が出入りするので幅広く、左下方の心臓の最下端（**心尖 B**）に向かって細くなります。

2. 心臓の拍動は心尖で最も大きいので（心尖拍動）、心尖の位置が胸壁上で一番強く心臓の拍動を触れる場所（第5肋間・鎖骨中線上）となります。

3. **右冠状動脈 C** と**左冠状動脈 D** はいずれも**上行大動脈 E** 基部から出ます。**肺動脈幹 F** と上行大動脈の間をこじ開けて、上行大動脈基部から分岐する右冠状動脈と左冠状動脈を見つけましょう。

4. 右冠状動脈は右心房と右心室の間を通って右下方に走り、心臓の後面に回り込み、**後室間枝 G** となって後室間溝を下行します。

5. 上行大動脈基部から左方に分岐する左冠状動脈は、すぐに2本に分かれます。前室間溝を下行する**前室間枝 H** と心臓後面に回り込む**回旋枝 I** です。

6. 心臓の後面で横走する**冠状静脈洞 J** を確認しましょう。

心臓の内部

1. **右心房**には**上大静脈 K**、**下大静脈 L** および**冠状静脈洞 J** が開口します。

2. **右心房 M** と**右心室 N** の間の**右房室口**には**右房室弁（三尖弁）O** があります。3枚の尖弁は**腱索**によって、右心室壁から突出する**乳頭筋**につなぎとめられます。

3. **肺動脈口**には3枚の半月弁（ポケット弁）からなる**肺動脈弁 P** があります。

4. **左心房 Q** の後壁に、左右各2本の**肺静脈 R** が開口します。

5. 左心房と**左心室 S** の間の**左房室口**には**二尖弁（左房室弁）**があります。2枚の尖弁は**腱索**によって、左心室壁から突出する**乳頭筋**につなぎとめられます。

6. 左心室の壁は右心室の壁よりはるかに厚い（約3倍）ことがわかるでしょう。

7. **大動脈口**には3枚の半月弁（ポケット弁）からなる**大動脈弁**があります。

8. 三尖弁（右房室弁）によって右心室から右心房への逆流が阻止され、二尖弁（左房室弁）によって左心室から左心房への逆流が阻止されます。

9. 肺動脈弁によって肺動脈から右心室への逆流が阻止され、大動脈弁によって上行大動脈から左心室への逆流が阻止されます。

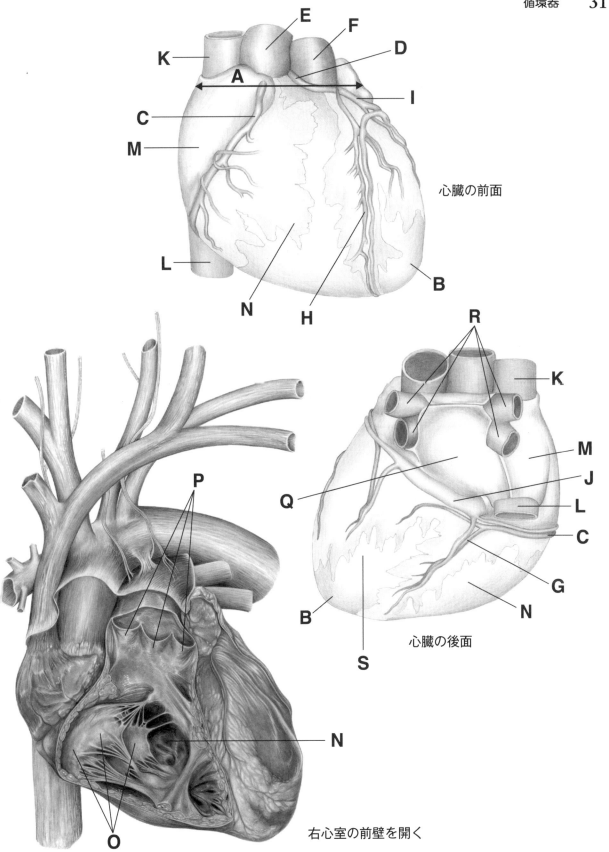

心臓の前面

心臓の後面

右心室の前壁を開く

15 動脈と静脈

◀┄┄● 肉眼で見える血管は動脈または静脈です。動脈と静脈の違いを、大腿動脈と大腿静脈を例に確認しましょう。

大腿動脈と大腿静脈

1. 大腿三角で**大腿動脈 A** と**大腿静脈 B** を区別しましょう。動脈は赤、静脈は青、と思い込んでいませんか。出版物では動脈（赤）と静脈（青）を色で区別していますが、これはあくまで疑似カラーです。実物の動脈の色は、壁の大部分を占める平滑筋の色（白〜黄白色）です。一方、静脈の内腔には固まった血液が残っていて、その色が薄い静脈壁を透して見えます（暗赤色〜紺色）。

2. 血管をピンセットでつまみ上げてみましょう。大腿動脈も大腿静脈も深層から遊離しているでしょう。生体では血管（リンパ管、神経も）は結合組織中に埋まっていますが、剖出の際、血管周囲の結合組織（その血管の外膜）を取り除くことによって、血管を単離することができます。

3. 大腿動脈と大腿静脈を指あるいはピンセットでつまんで、その感触の違いを比べましょう。動脈は壁に豊富な平滑筋を含んでいますので、弾力性があって、多少力を加えても内腔はつぶれません（**C**）。一方、静脈は内腔に比べて壁が薄いので、つままれると内腔は容易に押しつぶされます（**D**）。

4. **大腿動脈 A** と**大腿静脈 B** のように並んで走っている動静脈のペアで比較すると、血管の外径は静脈の方が太いです。さらに、壁の厚さは動脈の方が格段に厚いので、血管の内径はさらに静脈の方が大きいです。したがって、静脈はその内腔に大量の血液を貯留できます(容量血管)。動脈はその壁に存在する多量の平滑筋、弾性線維によって弾力性が豊富で、血圧に対して抵抗します（抵抗血管）。

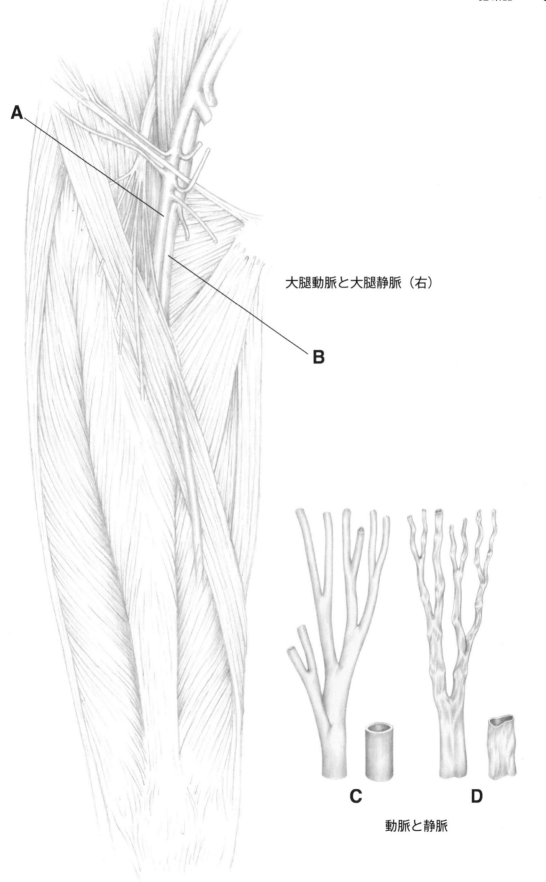

A

B

大腿動脈と大腿静脈（右）

C　　　　D

動脈と静脈

16 胸部の大血管

◀┈┈◉ 縦隔に残っている心臓周囲の大血管と心臓とのつながりを確認しましょう。

鎖骨下静脈、内頸静脈、腕頭静脈および大静脈

1. 左右の**鎖骨下静脈 A** と頸部から下行してくる**内頸静脈 B** が合流して**腕頭静脈 C** になります。この A と B の合流点を**静脈角**と呼びます。

2. 左右の腕頭静脈は合流して**上大静脈 D**（無対）となり、右心房に向かいます。

3. 鎖骨下静脈、内頸静脈、腕頭静脈、上大静脈はいずれも膜のように見えます。

心臓に出入りする大血管

1. **上大静脈 D** は上方から右心房に注ぎます。

2. **下大静脈 E** は下方から右心房に注ぎます。

3. **肺動脈幹 F** は右心室から、**上行大動脈 H** は左心室から出ます。心室を出る高さでは、肺動脈幹の方が上行大動脈より前方にあります。

4. 両動脈は"ねじれながら"上行し、肺動脈幹は左右の**肺動脈 G** に分かれ、上行大動脈は左後方（背側）にシフトしながら**大動脈弓 I** に移行します。

5. 右肺動脈と左肺動脈はそれぞれ、右肺門と左肺門から肺に入ります。

6. 大動脈弓は右肺動脈と左気管支をまたぐようにカーブします。

7. 左肺門から2本の**左肺静脈**が、右肺門から2本の**右肺静脈**が出て、内側に走って心臓後方の左心房に接続します。

大動脈

1. 大動脈は心臓の左心室から上向きに出て（**上行大動脈 H**）、**大動脈弓 I** で方向を下向きに変え**下行大動脈 J**（横隔膜より上の部分は**胸大動脈 K**）となります。

2. **大動脈弓 I** からは、右から**腕頭動脈 L**、**左総頸動脈 M**、**左鎖骨下動脈 N** が分岐します。

3. **胸大動脈 K** は脊柱の直前を下行します。胸大動脈から気管支動脈、食道動脈、肋間動脈が分岐しますが、見分けるのは難しいでしょう。

4. 下行大動脈は**大動脈裂孔 O**（第12胸椎の高さ）で横隔膜を貫きます。

5. 大動脈の直径は2～3cm、他の血管に比べて圧倒的に太くて弾力性があります。

6. 大動脈壁が硬くなっている（動脈硬化）、大動脈の一部が膨らんでいる（動脈瘤）などの病変が見られることがあります。

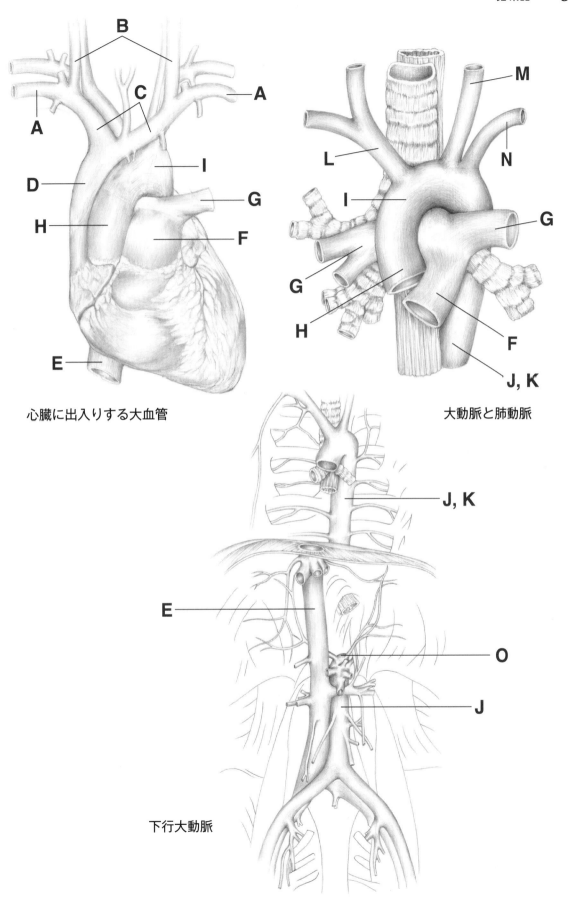

心臓に出入りする大血管

大動脈と肺動脈

下行大動脈

17 脳に向かう動脈

←⋯◉ 脳に動脈血を供給する血管は内頸動脈と椎骨動脈です。

内頸動脈

1. 側頸部で総頸動脈は**内頸動脈 A** と**外頸動脈 B** に分岐します。内頸動脈が外頸動脈よりも内側にあるとは限りません。外頸動脈からは多数の枝が出ていますが、内頸動脈は頭蓋内に入るまでは 1 本も枝を出しません。このことによって、内頸動脈と外頸動脈を区別しましょう。

2. 内頸動脈と外頸動脈の分岐部の高さは通常、**甲状軟骨 C** の高さです。

3. **内頸動脈 A** を上にたどり、**頸動脈管 D** に入っていくことを確認しましょう。

4. 頸動脈管内を少し上行した後、内頸動脈は水平になって前方に走ります。

5. 頭蓋底（トルコ鞍両側）に出ると、内頸動脈は**海綿静脈洞**の中を前方内側に進みます。海綿静脈洞を貫く内頸動脈を確認しましょう。

6. 内頸動脈は再び鋭く曲がって上方を向きます。ここで内頸動脈から前方に向かって**眼動脈 E** が出て、**視神経管 F** に入っていきます。

7. 脳の取り出しのために、内頸動脈はこのあたりで切断されています。

大脳動脈輪 (Willis 動脈輪)

　脳底部の**大脳動脈輪**（Willis 動脈輪）、あるいはあらかじめデモ用に取り出された大脳動脈輪を観察しましょう。

1. **内頸動脈 A** から後方に**後交通動脈 G** が分岐し、その後内頸動脈は**前大脳動脈 H** と**中大脳動脈 I** に分岐して終わります。

2. 左右の**前大脳動脈 H** は接近し、短い**前交通動脈 J**（無対）で吻合しています。

3. 頸椎の両側を上行してきた左右の**椎骨動脈 K** は頭蓋に入ると、左右合して**脳底動脈 L**（無対）になります。

4. **脳底動脈 L**（無対）は左右の**後大脳動脈 M** に分岐して終わります。

5. 後交通動脈は内頸動脈と後大脳動脈を連絡しています。

6. 大脳動脈輪を全体として眺め、内頸動脈由来の動脈血と椎骨動脈—脳底動脈由来の動脈血が大脳動脈輪で合流することを理解しましょう。

7. 大脳動脈輪をルーペでよく観察しましょう。動脈瘤が見つかることがあります。動脈瘤は大脳動脈輪の前半の血管分岐部に多い傾向があります。

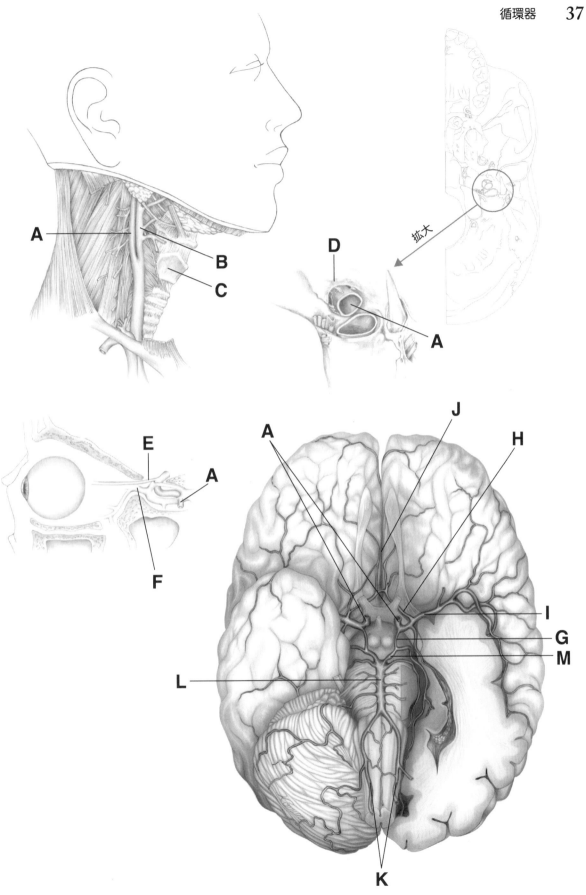

18 主な静脈

←┈┈◉ 全身から心臓に戻ってくる静脈血は上大静脈か下大静脈に入ります。多くの静脈は動脈に沿って走りますが、門脈、皮静脈 (大伏在静脈など) および硬膜静脈洞は動脈に伴いません。

下大静脈

1. **下大静脈 A** は第 4 腰椎体前面で、左右の**総腸骨静脈 B** が合流してできます。

2. 下大静脈は脊柱前面を上行し、横隔膜の**大静脈孔 G** を貫いて胸腔に入ります。

3. 下大静脈は横隔膜直下で肝臓に抱きこまれているので、この部分は肝臓と共に切り出されています。3 本の**肝静脈 F** が肝臓内を走る下大静脈に注ぎます。

4. そのほか、以下の静脈が下大静脈に注ぎます。

　　精巣静脈 C（女性では**卵巣静脈 C**）：精巣動脈（卵巣動脈）に伴います。

　　腎静脈 D：左右の腎臓の腎門から内側に進み、下大静脈に合流します。

　　副腎静脈 E：腎静脈または直接下大静脈に注ぎます。

門　脈

　　門脈 H は消化管と脾臓からの静脈血を肝臓に運ぶ静脈です。

1. 開放された**肝十二指腸間膜**内で、**総胆管 I**（濃緑色）、**固有肝動脈 J**（壁が厚くて弾力性あり）とともに走る**門脈 H**（壁が薄く膜のよう）を確認しましょう。

2. **門脈 H** は**脾静脈 K**、**上腸間膜静脈 L**、**下腸間膜静脈 M** が合流してできます。

大伏在静脈

1. **大伏在静脈 N** は下腿と大腿の内側面の皮下を上行し、鼠径靭帯の下 3cm にある伏在裂孔から深部に入り、**大腿静脈**に注ぎます。

2. 大伏在静脈は太いですが、皮下にあるので " 皮静脈 " です。

硬膜静脈洞

1. **硬膜静脈洞**とは脳をつつむ硬膜内を走る静脈の総称です。

2. 脳組織由来の静脈血は脳内静脈を経て硬膜静脈洞に流れ込みます。硬膜静脈洞の血液の大部分は内頸静脈に流入します。

3. 頭蓋腔から取り出されている硬膜を手に取って、**上矢状静脈洞 O**、**下矢状静脈洞 P**、**直静脈洞 Q**、**横静脈洞 R**、**S 状静脈洞 S**、海綿静脈洞をたどってみましょう。

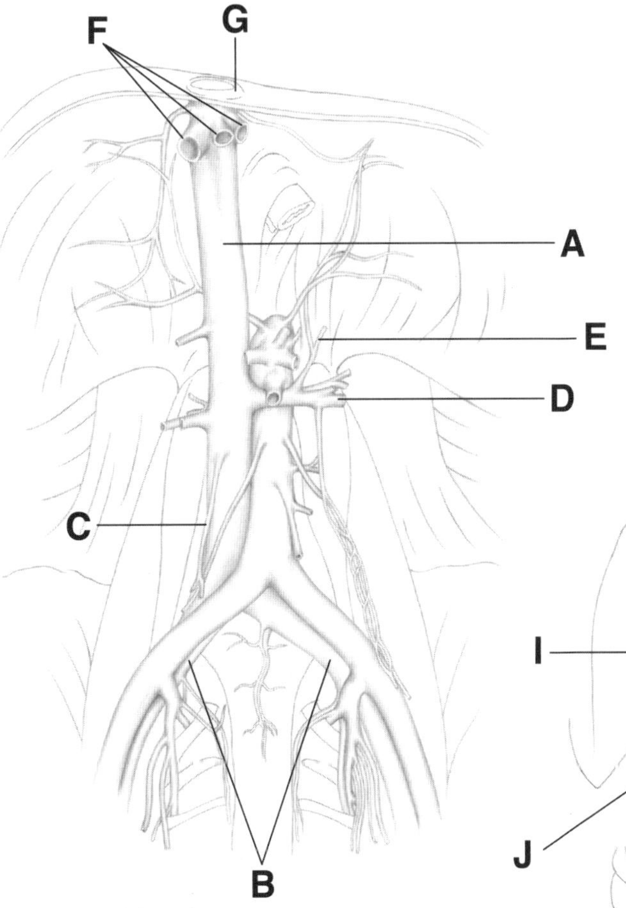

F G

A

E

D

C

B

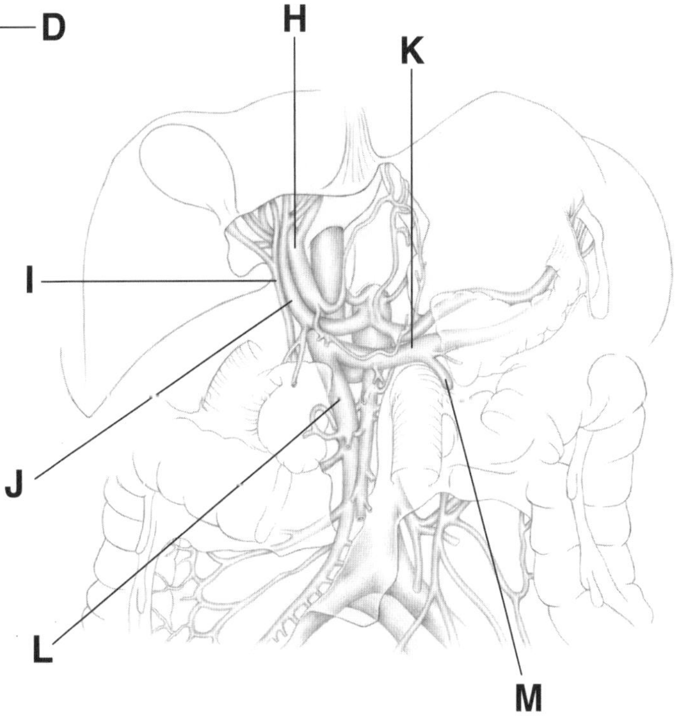

H K

I

J

L

M

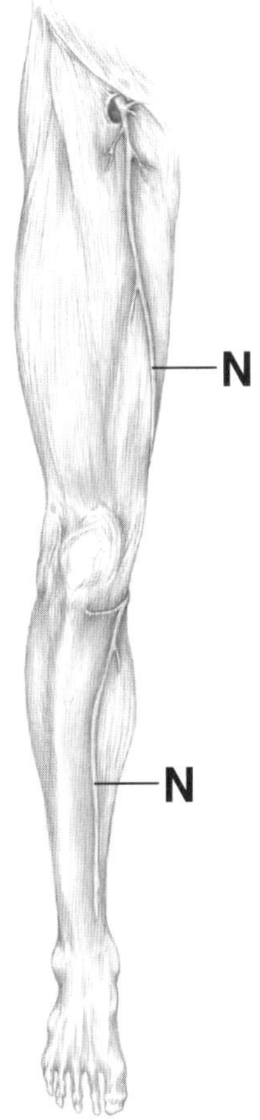

N

N

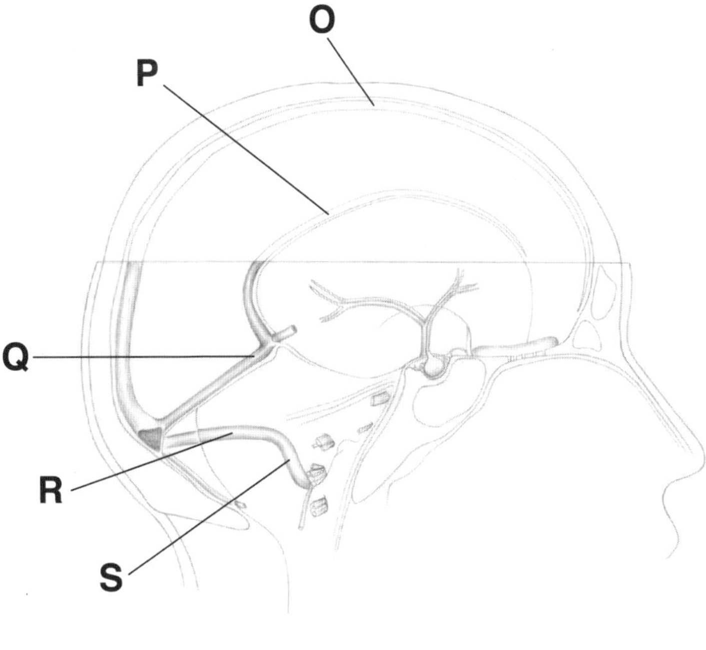

O

P

Q

R

S

19 上部消化管（食道・胃）

←┈┈◉ 消化管は口腔に始まり肛門に終わる 1 本の管です。消化管の各部を観察しましょう。

食道

1. 頸部では**食道 A** は**気管 B** の左後方を下行し、縦隔中部では**気管分岐部 C** で分かれた左主気管支が、食道の前面に接して走ります。

2. 食道は筋性の管で、食物が通っていない時、内腔は閉鎖しています。

3. 食道には 3 カ所の**生理的狭窄部**（咽頭食道移行部、気管分岐部、横隔膜貫通部）があるとされていますが、解剖体でそれを確認するのは困難でしょう。

胃の外観

1. 胃 D の大きさは遺体によって様々です。中には、胃と判別できないほど小さな胃もあります。死亡に至るまでの長い間、食物の経口摂取ができずにいたことが推測されます。

2. 次に、胃の各部を確認しましょう。

● **噴門 E**：胃の入り口。食道が胃に移行するところです。

● **幽門 K**：胃の出口。十二指腸上部への移行部ですが、わかりにくいでしょう。

● **胃底 F**：胃の本体のうち、噴門より上にある部分です。" 底 " と言う漢字に惑わされて " 胃の下の方にある部分 " と思わないでください。

● **胃体 G**：胃底の下に続く胃の本体。徐々に右にカーブしながら（遺体によっては急に右に折れていることもある）**幽門部（幽門洞）H** に移行します。

● **小弯 I**：噴門から幽門に続く胃の右上縁。小網が付着していた部分です。

● **大弯 J**：胃の左下縁をなす大きな弯曲。大網が付着していました。

胃底、胃体、幽門部の境界ははっきりしません。

胃の内面

胃はその大弯に沿って切り開かれています。胃の内面を観察しましょう。

1. 胃粘膜には多数のヒダ（**胃粘膜ヒダ L**）が走っています。ヒダの方向は基本的には縦方向（噴門から幽門に向かう方向）で、これは小弯側で明瞭です。

2. 幽門では壁がやや肥厚していることに気づくでしょう。これは幽門の筋層（特に輪状筋層）が肥厚したもので、**幽門括約筋 M** と呼ばれます。

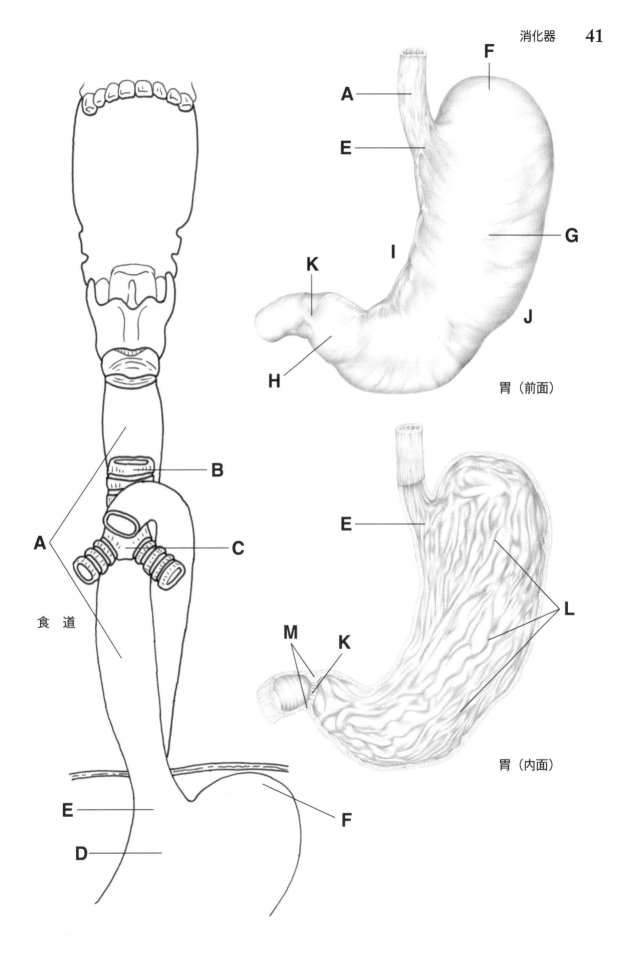

食　道

胃（前面）

胃（内面）

20 下部消化管（小腸・大腸）

◀……◉ 下部消化管を構成する小腸と大腸（結腸）は、その太さでは区別できません。以下の小腸と大腸（結腸）の構造上の特徴から区別しましょう。

小腸と大腸

1. 小腸は十二指腸、**空腸 A**、**回腸 B** と続きますが、**腸間膜 C** によって後腹壁からぶら下がっているように見えるのは空腸と回腸です。空腸と回腸の境界は不明瞭です。

2. 小腸の内面（粘膜）には横方向に走る**輪状ヒダ L** が多数あります。小腸の粘膜面は**腸絨毛**の存在のためにビロード状に見えます。

3. 回腸は右下腹部で**盲腸 D** に移行します（回盲部）。盲腸の下端には**虫垂**があります。

4. 盲腸から上に**上行結腸 E** が続き、右結腸曲で大きく曲がって**横行結腸 F** に移行します。横行結腸は必ずしも "横行" しないで下垂していることがあります。

5. 横行結腸は左結腸曲で下に曲がって**下行結腸 G** となり、さらに **S 状結腸 H** に続きます。

6. 結腸には、小腸では見られない 3 つの構造上の特徴があります。

　●**結腸ヒモ I**：結腸壁には 3 本の白いヒモ状の構造（結腸ヒモ）が、長軸方向に走っています。

　●**結腸膨起（ハウストラ）J**：結腸には一定間隔でくびれがあり、くびれとくびれの間は膨らんでいて、これを結腸膨起（ハウストラ）と呼びます。

　●**腹膜垂 K**：結腸の外表面に付着する、臓側腹膜に包まれた脂肪の塊です。

7. 結腸粘膜には輪状ヒダや腸絨毛が存在しないので平滑に見えます。

8. 結腸には輪状ヒダはありませんが、**半月ヒダ M** と呼ばれる別のヒダがあります。半月ヒダは、隣接する結腸膨起の間の結腸壁（筋層を含む）が内腔側に突出したものです。

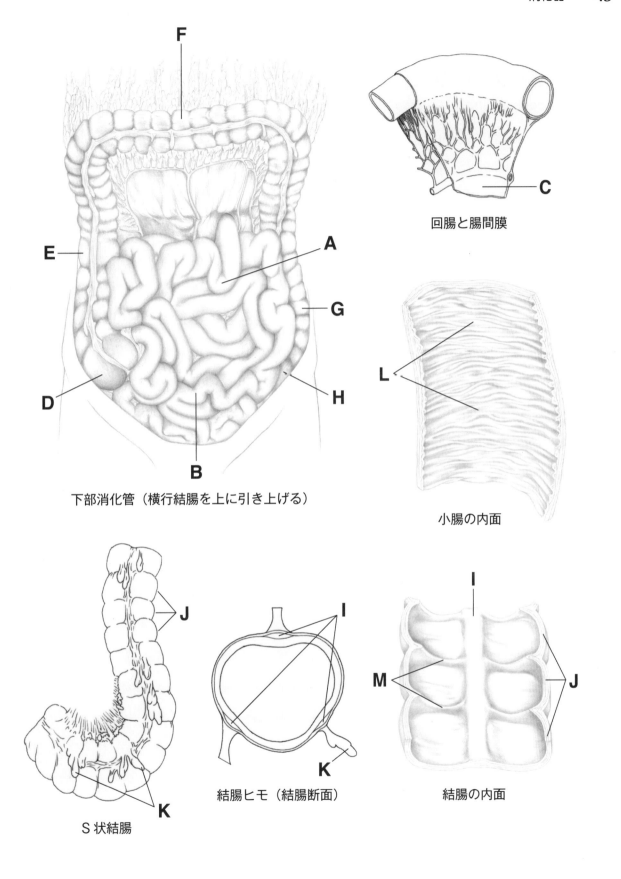

回腸と腸間膜

下部消化管（横行結腸を上に引き上げる）

小腸の内面

S状結腸

結腸ヒモ（結腸断面）

結腸の内面

21 肝臓・胆道

◀┄┄● 正常な肝臓だけでなく、肝硬変や肝臓がんの肝臓も観察しましょう。

肝　臓

1. 肝臓は腹腔の右上にある大きな臓器です（重さ約 1.5kg）。

2. 肝臓のこの位置は、腹膜からなる以下の諸構造によって支えられています。

　　● **肝鎌状間膜 A**：肝臓前面と前腹壁・横隔膜の間を結合します。肝臓の**右葉 E** と**左葉 F** を分ける構造でもあります。

　　● **肝冠状間膜 B**：肝臓上面と横隔膜下面の間を結合します。

　　● **左三角間膜 C ／右三角間膜 D**：肝冠状間膜の左右への延長部分と肝臓後面を後腹壁に結合する部分をあわせた、三角形の間膜です。

3. 正常の肝臓は胸郭内に収まっています。吸気時の肺の拡張によって、肝臓下縁が一横指ほど胸郭の下方に降りてきます。

4. 肝臓の下面には**胆嚢 I** があります。胆汁に含まれるビリルビンが酸化して緑色になるので、胆嚢と胆嚢周囲の組織は緑色に見えます。

5. 肝臓の下面では、右葉と左葉に加えて、中央前方に**方形葉 G**、中央後部に**尾状葉 H** が区別できます。

6. 肝臓下面の中央部に、4つの葉にはさまれた**肝門 J** があります。肝門から、**総胆管 K**、**固有肝動脈 L** および**門脈 M** が肝臓に出入りします。

7. 2、3本の**肝静脈 O** が肝臓後面を縦走する**下大静脈 N** に注ぎます。

胆道 (肝管、胆嚢、総胆管)

1. 左肝管と**右肝管**が肝門で合流して**総肝管**となります。

2. なすび形の**胆嚢 I** は、**胆嚢管 P** を経て**総肝管**と**総胆管 K** に移行します。

3. 開放された胆嚢と胆嚢管の内面はヒダが多く、**胆汁**が析出してできた石（胆石）がたまっていることがあります。

4. 胆汁が流れる径路（胆道）は、総肝管⇒**胆嚢管 P** ⇒**胆嚢 I** ⇒**胆嚢管 P** ⇒**総胆管 K** ⇒十二指腸の順です。

5. 総胆管は十二指腸下行部に開口する前に膵頭部を貫通します。

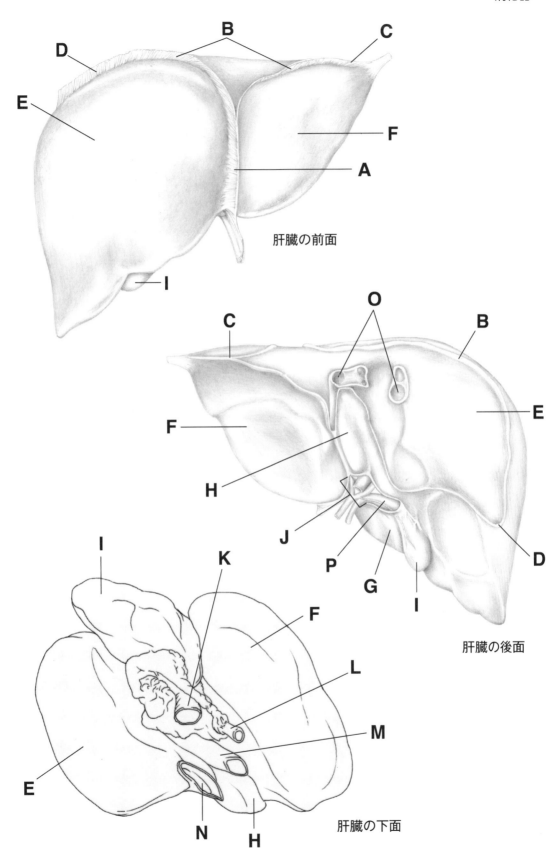

肝臓の前面

肝臓の後面

肝臓の下面

22 十二指腸・膵臓

←‥‥◉ 十二指腸と膵臓は共に上腹部の後腹膜腔にあり、両者一体として切り出されています。

十二指腸

十二指腸は C 字型で、そのループ内に**膵臓**の**膵頭 L** が入り込んでいます。

1. 十二指腸は以下の 4 つの部分からなります。

● **上部 B**：**幽門 A** に続く、右に向かう部分です。臨床では " 球部 " と呼びます（生体では、その収縮によって球状を呈するので）。

● **下行部 C**：膵頭の右側に接着し、**総胆管 I** と**膵管 J** が接続します。

● **下部（水平部）D**：左に向かう部分です

● **上行部 E**：左上に向かい、**十二指腸空腸曲 F** で空腸に移行します。

2. 十二指腸の全長は約 25cm。これは指の " 幅 " 12 本分に相当するので、十二指腸という名がつきました。

3. 十二指腸の内面を観察しましょう。他の小腸と同様、**輪状ヒダ**とビロード状を呈する**腸絨毛**があります。

4. 下行部の内側面に粘膜が盛り上がった**大十二指腸乳頭（ファーター乳頭）G** があり、その頂上に**総胆管 I** と**膵管 J** が開口します。

5. 大十二指腸乳頭より約 2cm 上方に、**小十二指腸乳頭 H** が見られることがあります。小十二指腸乳頭には**副膵管 K** が開口します。

膵　臓

1. 膵臓の外景は全体として " ピストル型 " で、以下の 4 つの部分を区別します。

● **膵頭 L**：ピストルの柄の部分で、十二指腸の C 字ループの中にすっぽり入ります。膵頭の下部は前方に向かって張り出していて、**鈎状突起 M** と呼ばれます。

● **膵体 N**：ピストルの銃身の部分で、腹大動脈の前を走ります。

● **膵尾 O**：ピストルの銃口の部分で、細くなりつつ**脾臓 P** に向かいます。

2. 膵臓はやや褐色がかった黄色で、実質性臓器の小葉構造を反映して組織がうろこ状を呈します。

3. 膵頭に入り込んでいる総胆管が残っているかもしれません。

4. 膵臓組織を崩して、膵臓内を走る**総胆管 I** と**膵管 J** が剖出されています。総胆管と膵管は十二指腸壁内で合流して、十二指腸に開口します。

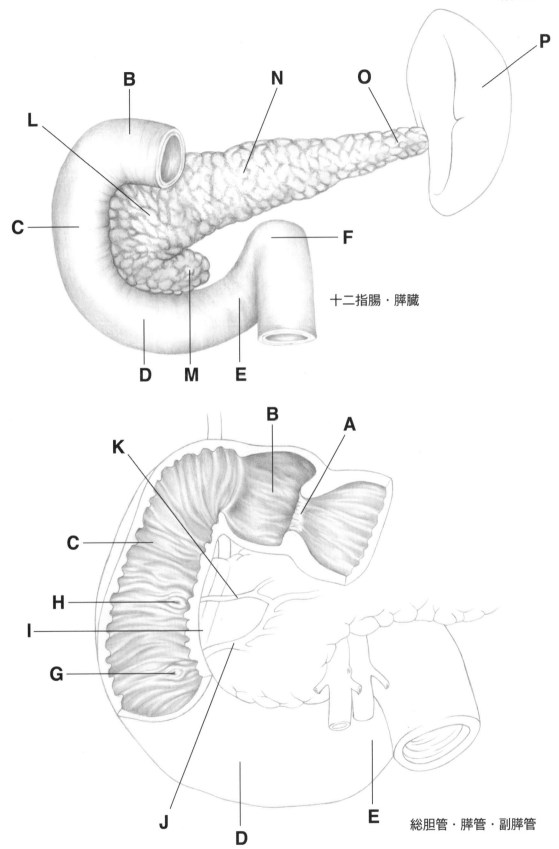

十二指腸・膵臓

総胆管・膵管・副膵管

23 腸間膜

←‥‥● 腹膜に被われた腹部臓器 (腹腔内臓器) と腹壁の間、または腹腔内臓器どうしの間をつなぐ、2 枚の重なった腹膜を間膜と呼びます。臓器の切り出しのために、多くの間膜は既に切断されています。

肝臓に結合する間膜

1. 肝臓は**肝鎌状間膜 A** と**肝冠状間膜 B** によって、横隔膜と前腹壁に固定されています。肝鎌状間膜によって肝臓の**右葉 C** と**左葉 D** が仕切られます。

2. 肝臓と胃の間には**肝胃間膜 E** が、肝臓と十二指腸の間には**肝十二指腸間膜 F** があります。

3. 肝十二指腸間膜の中には、**総胆管、固有肝動脈**および**門脈**が走ります。

4. 肝胃間膜と肝十二指腸間膜をあわせて**小網 EF** と呼びます。

胃に結合する間膜

1. 胃の大弯から**大網 G** が垂れ下がり、腸の前面をカーテンのように被っています。

2. 大網は下端で反転して上行し、**横行結腸 I** につきます。

3. 胃の大弯と脾臓の間を**胃脾間膜**がつなぎます。

小腸と大腸 (結腸) に結合する間膜

1. 小腸は十二指腸、空腸、回腸と続きますが、**腸間膜 K** によって後腹壁からぶら下がっているように見えるのは、**空腸と回腸 H** です。**後腹膜臓器**である十二指腸と膵臓は、一体として別に切り出されています。

2. **横行結腸 I** は**横行結腸間膜 L** によって後腹壁につながっています。横行結腸の前面には**大網 G** が、後面には横行結腸間膜が結合します。

3. **S 状結腸 J** は **S 状結腸間膜 M** によって後腹壁からぶら下がっています。

4. 上行結腸と下行結腸には間膜がありません。つまり、上行結腸と下行結腸は壁側腹膜によって後腹膜に押し付けられています。

5. 間膜内（2 枚の腹膜の間）には血管、リンパ管、神経を含む結合組織が存在します。臓器に分布する血管、リンパ管、神経は必ず間膜内を通って、その臓器に到達します。

6. 人によっては間膜内に大量の脂肪が沈着し（内臓脂肪）、間膜が数 cm もの厚さになっていることがあります。

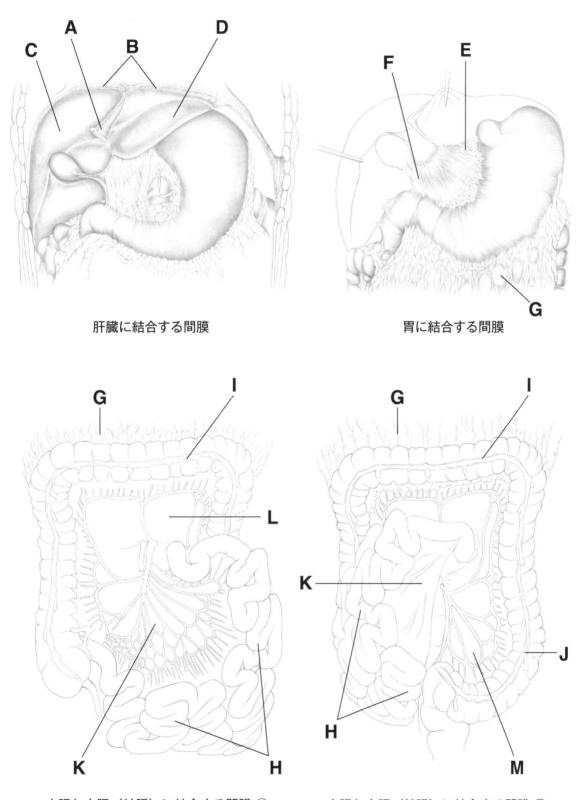

肝臓に結合する間膜

胃に結合する間膜

小腸と大腸（結腸）に結合する間膜 ①

小腸と大腸（結腸）に結合する間膜 ②

24 鼻腔・咽頭

◀┄┄◉ 正中断された頭頸部で、開放された鼻腔と咽頭を観察しましょう。

鼻 腔

1. 鼻腔の前方は**外鼻孔**をへて体外へ、後方は**後鼻孔 A** をへて咽頭鼻部（上咽頭）に続きます。

2. 鼻腔の天井は篩骨篩板と蝶形骨体（中は蝶形骨洞）からなり、鼻腔の床は**口蓋**（**硬口蓋 B**、**軟口蓋 C**）です。

3. 鼻腔の外側壁は**上鼻甲介 D**、**中鼻甲介 E**、**下鼻甲介 F** で構成され、内側壁は**鼻中隔 G** です。

4. 3枚の鼻甲介の間の空間は、上から**上鼻道 H**、**中鼻道 I**、**下鼻道 J** と呼びます。

5. 中鼻甲介は既に取り除かれていますが、その奥（つまり鼻腔側壁）に上顎洞への入口（**半月裂孔 K**）が見えます。

咽 頭

1. 咽頭とその下に続く**食道 O** の後壁が縦に切開されて、咽頭と食道の内面が観察できます。

2. 咽頭腔は上方（頭端）が閉じています（**咽頭円蓋**）。

3. 咽頭の粘膜下には多数の**咽頭扁桃**が存在するため、凹凸不整です。

4. 後方から見ると、咽頭の前方には上から鼻腔、口腔および喉頭が見えます。それらに対応させて、**咽頭腔**は上から**咽頭鼻部**（上咽頭）**L**、**咽頭口部**（中咽頭）**M** および**咽頭喉頭部**（下咽頭）**N** に分けられます。

5. 咽頭鼻部（上咽頭）と鼻腔との境界（つまり鼻腔の後方への出口）を**後鼻孔 A** と呼びます。後鼻孔の中央に**鼻中隔 G** の後端が見えます。

6. 上咽頭の側壁には**耳管咽頭口 P** が開口します。

7. 咽頭口部（中咽頭）と口腔との境界を**口峡 Q** と呼びます。後鼻孔と口峡の境界は**軟口蓋 C** で、その正中部は口蓋垂として垂れ下がっています。

8. 口峡の側縁を構成するのは前後2枚の粘膜ヒダで、前方のヒダを**口蓋舌弓**、後方のヒダを**口蓋咽頭弓**と呼びます。**口蓋舌弓**と**口蓋咽頭弓**の間に**口蓋扁桃**があります。

9. 喉頭が残っていれば、喉頭への入り口と咽頭側壁との間の深いくぼみ（**梨状陥凹 R**）を確認しましょう。

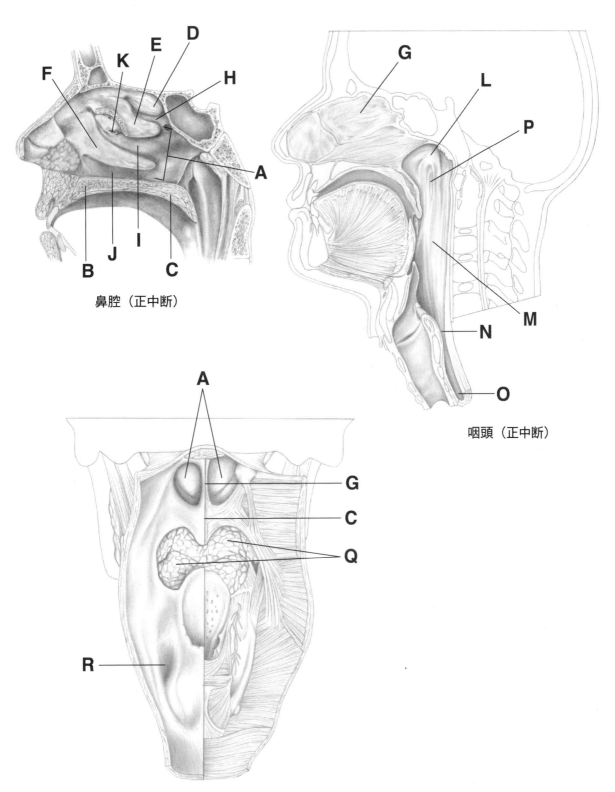

鼻腔（正中断）

咽頭（正中断）

咽頭を後方から見る（右半分は粘膜下の咽頭筋／喉頭筋を示す）

25 喉 頭

←·····◉ 喉頭は空気が通る喉頭腔を6種類の喉頭軟骨が囲んでいます。

喉頭軟骨

1. 喉頭蓋軟骨 A：喉頭蓋の芯となる "しゃもじ" のような形の軟骨で、喉頭の入り口を前面上方から被います。

2. 甲状軟骨 B：剣道の防具の "胴" に似た形の軟骨です。甲状軟骨の上縁中央部は前方に突出しています（**喉頭隆起 C**、いわゆる "のどぼとけ"）。

3. 披裂軟骨 D：輪状軟骨板の上に乗る、1対の三角錐型の小さな軟骨です。披裂軟骨には多くの喉頭筋が停止します。

4. 輪状軟骨 E：甲状軟骨の下に位置する指輪のような形の軟骨です。輪の前方は細く（弓）後方ほど丈が高くなります（板）。

5. 小角軟骨・楔状軟骨：喉頭入口部の側縁から後縁を作る披裂喉頭蓋ヒダの上縁に見える**小角結節 F** と**楔状結節 G** の内部にある小軟骨です。

声帯ヒダと声帯靭帯

1. 喉頭腔の上縁（喉頭入口部）は著しく上方に突出した**喉頭蓋 H**（前方）と**披裂喉頭蓋ヒダ I**（側方〜後方）で囲まれます。

2. 上から見ると、2種類の有対性の粘膜ヒダ（上方が**前庭ヒダ J**、下方が**声帯ヒダ K**）が見えます。

3. 左右の声帯ヒダの間のすきま（**声門裂 L**）が、喉頭腔で最もせまい部分です。

4. 声帯ヒダの内側縁の粘膜内を**声帯靭帯 M** が前後に走ります。

5. 声帯靭帯は甲状軟骨内面前部から起こり、後方に走って披裂軟骨につきます。呼気時に声帯靭帯が振動して声が出ます。

喉頭筋

1. 輪状甲状筋（前筋）N は輪状軟骨と甲状軟骨をつなぎます。

2. 喉頭の後壁上部の粘膜下に、披裂軟骨に停止する喉頭筋（**後輪状披裂筋〔後筋〕O**、横・斜披裂筋〔横筋〕）があります。

3. 外側輪状披裂筋（側筋）P は輪状軟骨弓から起こり、披裂軟骨に停止します。

4. 甲状披裂筋（内筋）Q は甲状軟骨内面前部と披裂軟骨前面をつなぎます。

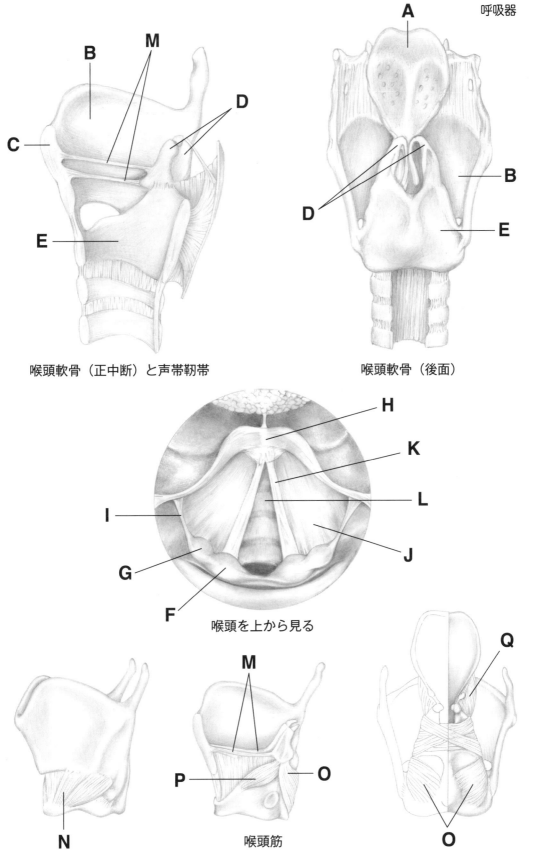

喉頭軟骨（正中断）と声帯靭帯

喉頭軟骨（後面）

喉頭を上から見る

喉頭筋

26 気管・気管支

←┄┄● 肺を切り出す際に、左右の気管支は肺門で切断されています。喉頭に続く気管と左右の気管支を観察しましょう。

気管と気管支

1. 気管 **A** は正中線上を下行し、**上行大動脈 D** の後ろで**左主気管支 B** と**右主気管支 C** に分かれます（**気管分岐部**）。

2. 左右の主気管支は対称ではありません。右主気管支の方が太くて短く、より鉛直に近く、下向きに分かれています。

3. 上行大動脈は**大動脈弓 E** となって左後方にカーブしますが、その際、左主気管支をはさむように走ります。

4. 気管分岐部の周辺にはリンパ節が集中しています（**気管気管支リンパ節 F**）。

5. 気管の後ろには**食道 G** が密着しています。

6. 気管の壁内にはほぼ等間隔で**気管軟骨 H** が埋まっています。気管軟骨を指で触れて確認しましょう。

肺の内部の気管支と血管を丹念に剖出した解剖体があれば、肺内での気管支の分岐を観察しましょう。

肺内の気管支

1. 肺門では、**主気管支**（1 本）、**肺動脈**（1 本）、および**肺静脈**（2 本）の断面が見えるはずですが、解剖体によっては、肺門近くで起こる肺内の分枝が断面として加わって見えるかもしれません。

2. 主気管支の壁内には**気管軟骨**があり、壁をつまむとこの軟骨に触れます。主気管支と肺動脈、肺静脈との区別は容易です。

3. 右主気管支が 3 本の葉気管支に、左主気管支が 2 本の葉気管支に分岐することを確認しましょう。つまり、**葉気管支**は各葉に 1 本ずつ分布します。

4. 各葉気管支はさらに何本かの**区域気管支**に分岐します。区域気管支は各区域に 1 本ずつ分布しますが、解剖された肺では区域はわかりません。

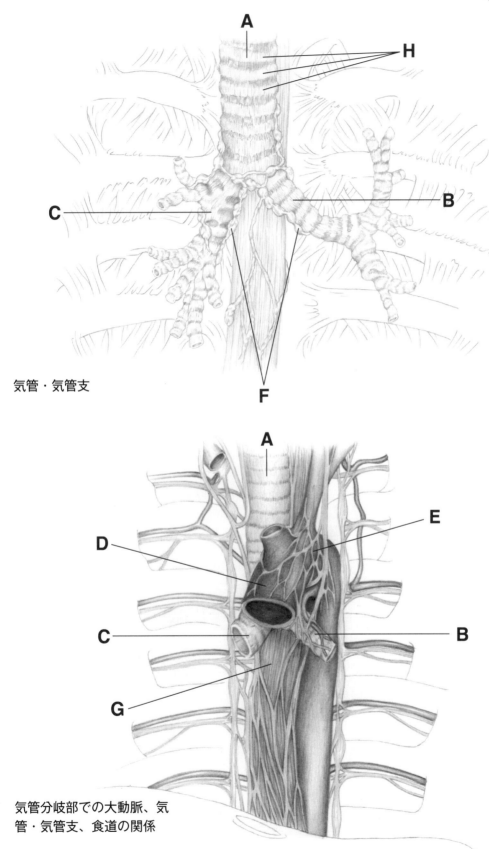

気管・気管支

気管分岐部での大動脈、気
管・気管支、食道の関係

27 肺

◀┈┈◉ 胸郭内にある状態の肺と、取り出してある肺の両方を観察しましょう。肺を手にとって、そのスポンジのような感触を実感しましょう。

胸郭内にある状態の肺の観察

1. 肺は半透明の二重の**胸膜**に包まれています。

2. 胸壁の内面を被う胸膜を**壁側胸膜 A**、肺の表面に密着している胸膜を**肺胸膜（臓側胸膜）B** と呼びます。

3. 壁側胸膜と肺胸膜の間には理論的には腔（**胸膜腔**）があります。

4. 壁側胸膜と肺胸膜がところどころで癒着していることがあります。これは胸膜炎のための癒着です（死因が肺炎または肺がんの場合は必発）。

体外に取り出されている肺の観察

1. 各肺の形は三角錐型で、上端はとがり（**肺尖 C**）下端は広がって**肺底 D** となります。

2. 肺の外表面は肋骨に面する肋骨面、縦隔と脊柱に面する内側面、および横隔膜に面する横隔面の3面を区別できます。

3. 正常な肺の肋骨面は膨隆していて、肋骨の圧痕が見られます。

4. 内側面は全体としてへこんでいますが、さらに、縦隔に存在する心臓と大血管（大動脈、上大静脈、下大静脈）の圧痕が明瞭に認められます。

5. 左肺の前内側面は心臓に圧迫されて**心切痕 E** となります。

6. 右肺には2本の深い裂け目（**斜裂 F、水平裂 G**）があります。これによって右肺は**上葉 H、中葉 I、下葉 J** の3葉に分かれます。

7. 左肺には1本の深い裂け目（**斜裂 K**）があり、これによって左肺は**上葉 L、下葉 M** の2葉に分かれます。

8. 肺表面には径が数mmほどの多数の区画が見えます。この区画の1つ1つが**肺小葉**で、区画を縁取る黒い線は炭粉が沈着した小葉間結合組織です。

9. 肺の内側面には**肺門 N** があり、主気管支、肺動脈、肺静脈が出入りします。

10. 主気管支 O は壁に気管軟骨があるので容易にわかります。

11. 通常、肺門における**肺動脈 P** の断面は1本、**肺静脈 Q** の断面は複数本あります。肺動脈の壁は肺静脈よりも厚いです。

12. 肺門を取り囲む胸膜は肺門の下方にのびて、**肺間膜 R** を作っています。

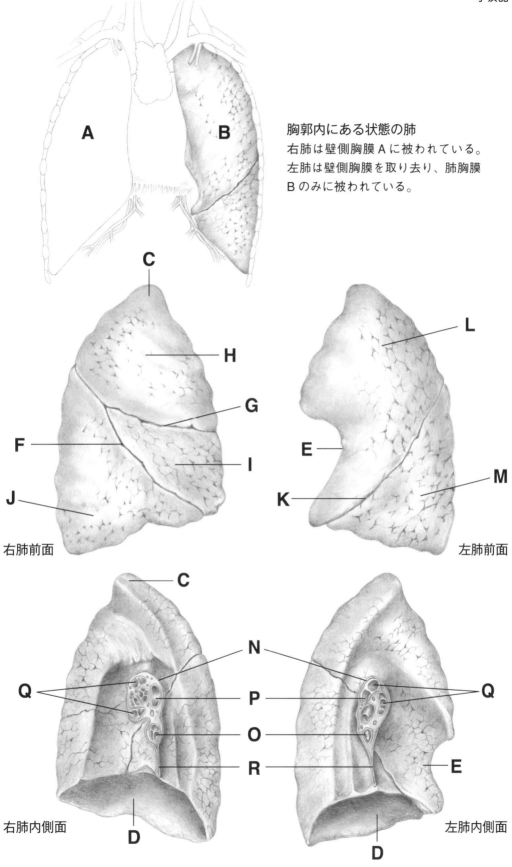

胸郭内にある状態の肺
右肺は壁側胸膜 A に被われている。
左肺は壁側胸膜を取り去り、肺胸膜
B のみに被われている。

右肺前面

左肺前面

右肺内側面

左肺内側面

28 縦隔深部

◀┈◉ 胸部の臓器 (心臓、肺、気管・気管支) が取り除かれた解剖体で、縦隔深部を走る神経、血管、リンパ管を観察しましょう。

迷走神経と反回神経

1. 側頸部から降りてきた**左迷走神経 A** は大動脈弓を通過したところで**左反回神経 B** を後方に分枝し、左反回神経は反転して縦隔内を上行します。

2. その後、左迷走神経は食道前面に移行し、下行して食道裂孔を通過します。

3. 側頸部から降りてきた**右迷走神経 C** は右鎖骨下動脈前面を通過したところで**右反回神経 D** を後方に分枝し、右反回神経は反転して縦隔内を上行します。

4. その後、右迷走神経は食道後面に移行し、下行して食道裂孔を通過します。

5. 反回神経が反転する位置(左:大動脈弓、右:鎖骨下動脈)は左の方が下位にあるので、胸腔内の腫瘍等による圧迫を受けて左反回神経麻痺を起こしやすいです。

胸大動脈とその枝

1. 大動脈弓は左鎖骨下動脈を分枝した後、**胸大動脈 E** となります。

2. 胸大動脈から、**気管支動脈** (有対)、**食道動脈** (数本)、**肋間動脈** (9 対) が分枝します。

奇静脈

1. 奇静脈 F は脊柱の前面に密着しつつ上方に走り、上大静脈に合流します。

2. 途中、何本かの右肋間静脈が奇静脈に流入します。

胸　管

1. 腹腔から横隔膜を貫いて上行してきた**胸管 G** は、脊柱の前面を上行します。

2. 胸管は弁の存在によって、暗赤色から褐色のじゅず状に見えます。

3. 胸管は徐々に左にシフトし、後方から**左静脈角**に合流します。

交感神経幹

1. 交感神経幹 H は脊柱の左右両側 2 ～ 3cm 付近を縦走する、細いひも状の構造です。

2. 交感神経幹には各肋骨に対応して、ややふくらんだ**幹神経節 I** が見られます。

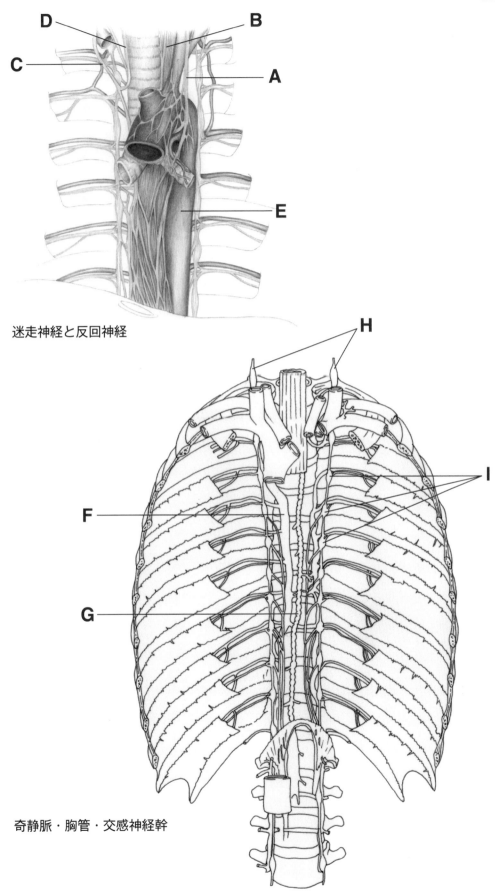

迷走神経と反回神経

奇静脈・胸管・交感神経幹

29 腎臓・副腎

◀┄┄◉ 取り出されている腎臓とその上にある副腎の外景と断面を観察しましょう。

腎臓の外観

1. 腎臓 **A** は後腹壁の脊柱両側にあって、第 12 胸椎〜第 2、3 腰椎の高さです。腎臓の上に、"ベレー帽"のような形の**副腎 B** があります。

2. 腎臓はパソコン・マウスのような形をしています。重さは 120g 程度です。

3. 腎臓の内側面はややへこんでいて、腎臓への出入り口となっています（**腎門 C**）。腎門から出入りする構造は、前方から、**腎静脈 D**、**腎動脈 E**、**尿管 F** の順に並んでいます。

4. 腎臓の表面には、大小さまざまな水胞（**腎嚢胞**）が見られるかもしれません。

腎臓の断面

1. 腎臓は前頭断されて、前半分と後半分に分割されています。

2. 腎臓の内側中央部に大きな空洞があります（**腎盂 G** または**腎盤 G**）。腎実質で作られた尿はすべて腎盂に流れ込み、次いで尿管に流れていきます。

3. 腎盂は実質の方に入り込んで、十数個の**腎杯 H** を作っています。

4. 腎盂の周囲に腎臓の実質があります。実質は被膜側の**皮質 I** と腎盂側の**髄質 J** になんとなく分かれています。

5. 多数の**腎小体**が存在する皮質は肉眼では細顆粒状に見え、多数の**尿細管**が密集する髄質は放射状に見えます。

6. 腎髄質は数個〜十数個の**腎錐体 K** からなります。腎錐体の先端（**腎乳頭 L**）は腎杯に向かいます。

7. 腎錐体と腎錐体の間には皮質の組織が入り込み、**腎柱 M** と呼ばれます。

8. 腎柱と腎柱で仕切られる、皮質部分とその内側に続く腎錐体を併せて**腎葉 N** と呼びます。腎葉は腎臓の肉眼的構造単位です。

副　腎

1. 副腎は表層の**副腎皮質 O** と深層の**副腎髄質 P** からなります。

2. 副腎皮質は黄色っぽい充実性の組織からなり、副腎髄質は皮質より黒っぽくて軟らかい組織でできています。

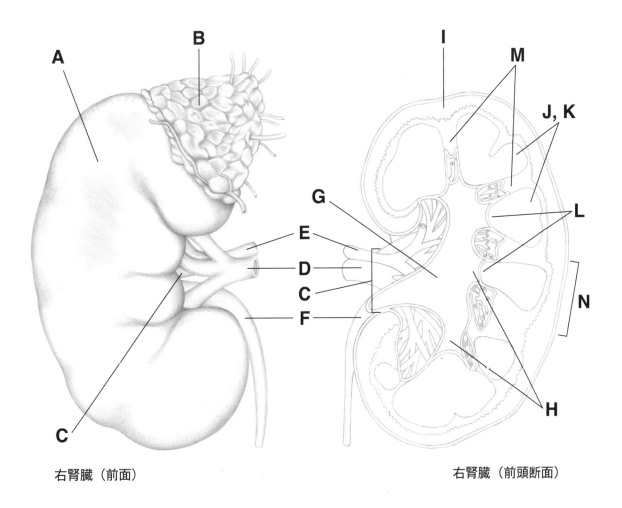

右腎臓（前面）

右腎臓（前頭断面）

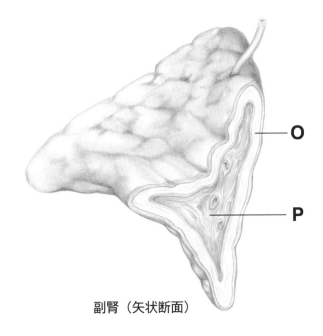

副腎（矢状断面）

30 尿管・膀胱・尿道

←……◉ 尿管と膀胱 (男性の場合はその下に前立腺が密着) がつながった状態で取り出されています。膀胱の上面は切り開かれて、内腔を見ることができます。

尿　管

1. 尿管 **A** は壁側腹膜によって後腹壁に固定されていました。

2. 尿管と腎臓との連結は切れていて、尿管の下端は**膀胱 B** の後外側壁につながっています。

3. 尿管の壁の一部が縦に切り開かれ、内腔と粘膜が見えるでしょう。尿管粘膜には縦方向のヒダが走っています。

膀胱の外景と内景

1. **膀胱 B** は骨盤腔の前下方にあり、上面のみ腹膜に被われています。

2. 膀胱の外形は前方に尖った三角錐形です。

3. 膀胱底の両側端に**尿管 A** が後方から進入しています。男性では、近くを走る**精管 C** と間違えないように。

4. 膀胱腔に開口する3つの口（**左尿管口 D**、**右尿管口 E**、**内尿道口 F**）を確認しましょう。

5. これらの3つの口を頂点とする三角形の領域を**膀胱三角 G** と呼びます。

6. 膀胱三角の粘膜は他の部分の粘膜よりもしわ（粘膜ヒダ）が少なく、平滑に見えます。膀胱三角は膀胱がんの好発部位です。

尿　道

1. 男性の**尿道 H** は**前立腺 I**、**尿生殖隔膜**および**陰茎**を貫きます。

2. 女性の**尿道 M** は**尿生殖隔膜 J** を貫いて膣前庭の**外尿道口**に開きます。尿道の前壁が全長にわたって（3〜4cm）メスで縦断されているでしょう。

3. 女性の尿道で以下の2カ所の括約筋を確認しましょう。

　●**内尿道括約筋 K**：内尿道口を取り巻く輪状の平滑筋層のことですが、とくに目立つわけではありません。

　●**外尿道括約筋 L**：尿道が尿生殖隔膜を通過する際、尿生殖隔膜を作る深会陰横筋の一部の筋線維が尿道を取り囲みます。

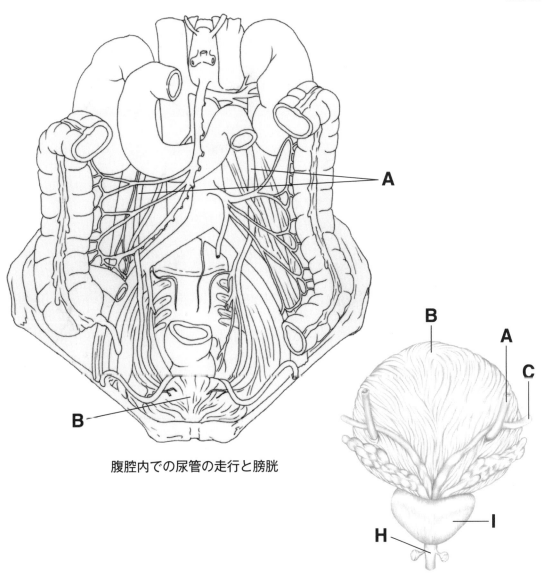

腹腔内での尿管の走行と膀胱

男性の尿管、膀胱、精管、前立腺、尿道（後面）

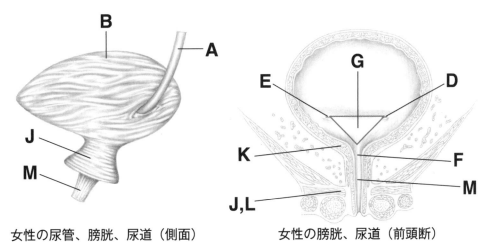

女性の尿管、膀胱、尿道（側面）

女性の膀胱、尿道（前頭断）

31 精巣・精管・前立腺

←⋯◉ 精巣と精巣上体は陰嚢から取り出されています。精管は精巣上体管の続きで、精索に含まれて鼠径管を通過して骨盤腔に入ります。精管はいくつかに分断されています。膀胱の下に密着する前立腺の前壁が切り取られ、前立腺内を上下に貫通する尿道前立腺部が開放されています。

精巣・精巣上体

1. **精巣 A** はほぼ球形で、厚手の結合組織膜である**白膜 B** に包まれています。

2. 精巣の上面～後面には**精巣上体 D** が密着しています。

3. 白膜から精巣内部に結合組織索（**精巣中隔**）が入り込んで、精巣内部を十数個の**精巣小葉 C** に分けています。

4. 精巣小葉内には、著しく蛇行する**精細管**がぎっしりと詰まっています。

5. 精巣上体の中を**精巣上体管**が蛇行しています。

精 管

1. **精管 E** は枝分かれのない 1 本の管です。

2. 精管は**膀胱 F** の両側から後方に進み、**尿管 G** を乗り越えます。

3. 精管は膀胱後面で下方を向き、やや膨らんで**精管膨大部 H** となり、**精嚢 I** と合流します。

4. 精管は膀胱の下に密着する**前立腺 J** の後面に進入し、**射精管**と名を変えます。

5. 割断された前立腺内を走る射精管の一部が見えるでしょうか？

6. 射精管は前立腺内を走る尿道（**尿道前立腺部 K**）に開口して終わります。

前立腺

1. 正常の**前立腺 J** はクルミ大で、しっかりした被膜に包まれています。

2. 高齢男性では高頻度に**前立腺肥大症**が見られます（卵～みかん大に肥大）。

3. 前立腺内部は色調の違いによって周辺部（**外腺**）と中心部（**内腺**）が区別できます。前立腺の導管は**尿道前立腺部 K** に開口しますが、細くて見えないでしょう。

4. 尿道前立腺部の後壁の一部が米粒大に盛り上がっています（**精丘 L**）。

5. 精丘の両側に射精管の開口部がありますが、小さくてわからないでしょう。

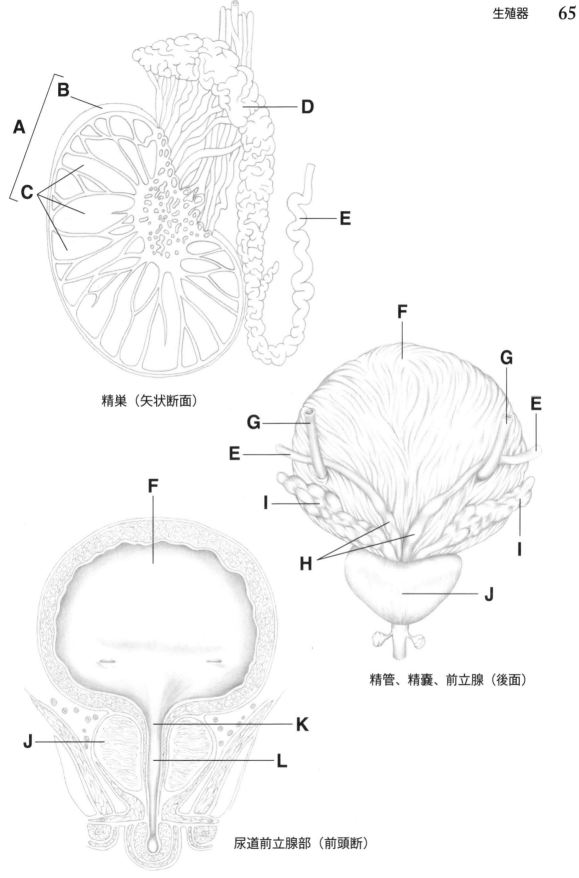

精巣（矢状断面）

精管、精嚢、前立腺（後面）

尿道前立腺部（前頭断）

32 卵巣・卵管・子宮

←……◉ 卵巣、卵管および子宮は女性の骨盤腔内に存在し、子宮広間膜を介してつながっています。子宮とその下に続く腟は一体となって前頭断され、内腔が開放されています。

卵 巣

1. 性成熟期の**卵巣 A** は楕円形で小指の頭ほどの大きさですが、高齢者の卵巣は萎縮しています。

2. 卵巣の子宮に向かう端（**子宮端**）には**固有卵巣索 B** が結合します。

3. もう一方の卵管腹腔口に向かう端（**卵管端**）には**卵巣提索 C** が付着し、卵巣提索に含まれる**卵巣動・静脈**は卵管端から卵巣に出入りします。

4. 卵巣の断面を観察しましょう。かつてここには**卵胞**や**黄体**がありました。

卵 管

1. 卵管 D は子宮底の両外側角につながる、長さ 10cm ほどの管です。

2. 卵管の太さは一定ではなく、子宮に移行する直前は細く（**卵管峡部**）、卵巣に向かうにつれて徐々に太くなり（**卵管膨大部 E**、**卵管漏斗**）、外側端は菊の花弁のように広がって（**卵管采 F**）、内腔が腹腔に開口します（**卵管腹腔口**）。

3. 卵管腔は細かい粘膜ヒダで埋め尽くされています。

子 宮

1. 子宮 G はなすびのような形で、子宮の下方に筒形の**腟 H** が続きます。

2. 子宮の上方のふくらんだ部分を**子宮体 I**、下方の細くなっていく部分を**子宮頸 J**、左右の卵管が出るところより上の天井部分を**子宮底 K** と呼びます（胃と同じく"底"が一番上）。

3. 子宮円索 L が子宮外側上部から起こって**子宮広間膜 M** 内を走ります。

4. 骨盤腔内では、腟の上にある子宮は前方に大きく傾き、曲がります。したがって、子宮はその前にある膀胱の上に被いかぶさります。

5. 子宮腔 N から**子宮頸管 O** に入る口を**内子宮口 P**、子宮頸管の下端で腟腔への出口を**外子宮口 Q** と呼びます。

6. 子宮壁は、最内層の**子宮内膜**、厚い**子宮筋層**、最外層の**子宮外膜**（子宮外面を被う臓側腹膜）の3層でできています。

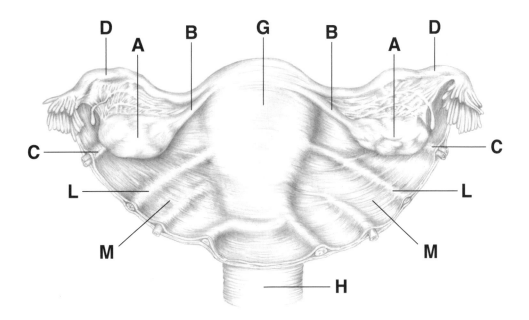

卵巣・卵管・子宮（前面）

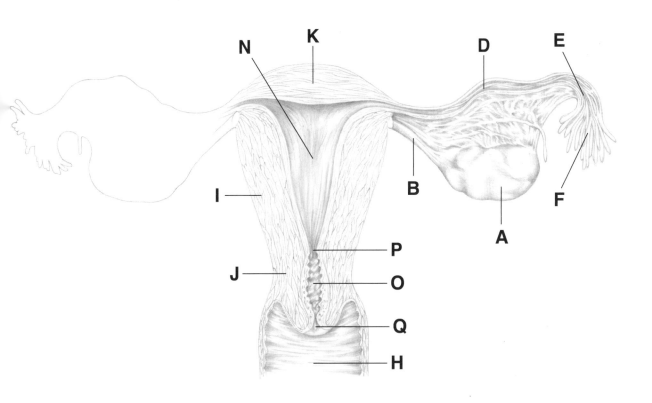

卵巣・卵管・子宮（前頭断）

33 眼球

←‥‥◉ 眼窩から取り出された眼球は前半部と後半部に前頭断され、
内部が見えます。

外眼筋

1. 眼球を取り出す際に、**外眼筋**と視神経を切断しました。

2. 外眼筋は、**上直筋 / 内側直筋 / 外側直筋 / 下直筋 / 上斜筋 / 下斜筋** の 6 種類です。
その断端が眼球外面に残っていたら、どの筋かを確認しましょう。

眼球の外景

1. 眼球壁の最外層（線維膜）は角膜と強膜からなります。

2. 眼球壁の前 1/6 を**角膜 A** が被い、後ろ 5/6 は**強膜 B** が被います。

3. 角膜はその後ろに続く強膜よりカーブが強いため、前方に突出しています。

4. 視神経 C は眼球後壁のやや内側から出る、太さ約 3 mm の太い神経です。

眼球の内部

1. 眼球内部の空洞を満たしていたゼリー状の**硝子体**は眼球切断時に流出しました。

2. 眼球壁内面を見ると、黒い膜（**脈絡膜 D**）の内面に黄色の**網膜 E** が張っています。
網膜の一部は眼球壁からはがれているでしょう。

3. 眼球の後壁で視神経が眼球から出る部位の網膜は、径約 1.5mm 程度の白色の円板
状を呈します（**視神経乳頭 F** または**視神経円板 F**）。

4. 視神経乳頭の外側で、眼球の真後ろの網膜（径 2 mm の円形）は黄褐色に見え（**黄
斑 G**）、その中心部は少しくぼんでいます（**中心窩 H**）。

5. 眼球壁の中間層（**血管膜**または**ブドウ膜**）はすべて黒またはこげ茶色で、**脈絡膜 D**、
毛様体 I および**虹彩 J** からなります。

6. 水晶体 K は多数の毛様体小帯によって、**毛様体 I** に結合していました。

7. 生体では水晶体は無色透明ですが、固定遺体では黄褐色で濁っています。

8. 水晶体が外れているので、その前方にある**虹彩 J** がよく見えます。虹彩はドーナ
ツ型の扁平な輪で、中央に孔（**瞳孔 L**）があいています。

9. 瞳孔の前方で、角膜と虹彩の間にはすきま（**前眼房 M**）があります。虹彩と水晶
体の間にもわずかなすきま（**後眼房 N**）がありました。

10. 生体では、前眼房と後眼房には眼房水が流れています。

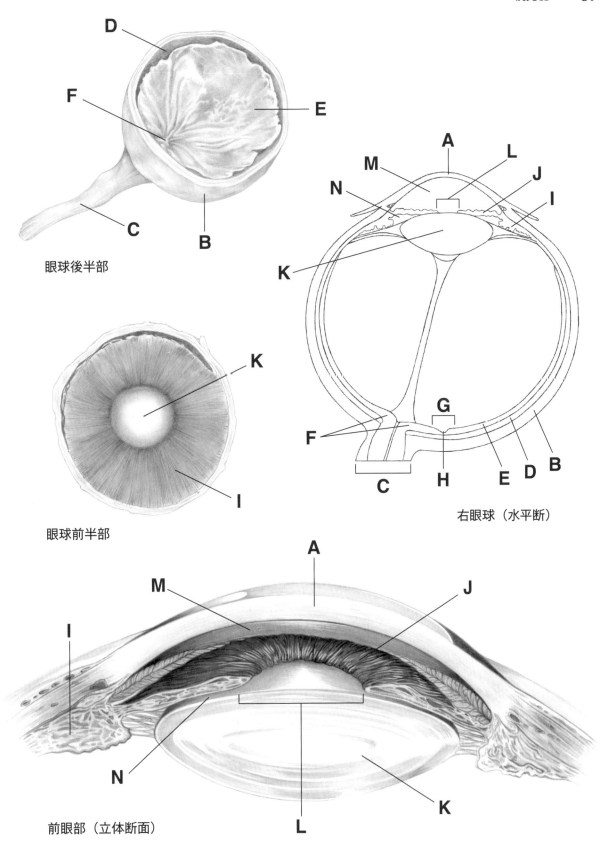

眼球後半部

眼球前半部

右眼球（水平断）

前眼部（立体断面）

34 眼瞼・涙腺・涙嚢

←⋯⋯◉ 眼球が眼窩内に残っている場合、眼瞼と眼球の関係を観察できますし、涙腺も残っているかもしれません。

眼瞼と眼球の関係

1. 上眼瞼 **A** と下眼瞼 **B** をピンセットでつまんで上下に動かしてみましょう。両眼瞼のすぐ後方に眼球の前面が接していることがわかります。

2. 上眼瞼と下眼瞼をめくり返して、その裏面を被う**眼瞼結膜 C** を観察しましょう。

3. 眼球の前面で白く見える部分、いわゆる白眼（しろめ）は強膜の表面を**眼球結膜 D**が被っています。

4. 眼瞼結膜と眼球結膜は上下の**結膜円蓋**で移行します。ピンセットを上眼瞼と眼球の間に差し入れ、結膜円蓋で行き止まることを確認しましょう。

眼　瞼

1. 上・下眼瞼の中を走る**眼輪筋**が剖出されているでしょう。

2. 眼輪筋の深層には**瞼板 E** がありますが、既に取り出されているかもしれません。瞼板は硬い結合組織性の板で、眼瞼の芯をなしています。

涙　腺

1. 眼窩の上外側壁が削り取られて、眼窩内にある**涙腺 F** が剖出されています。（涙腺は既に取り出されているかもしれません）。

2. 涙腺は上眼瞼挙筋の腱膜によって、上部（眼窩部）と下部（眼瞼部）に不完全に分かれています。

3. 涙腺からは 10 本前後の導管が出て上結膜円蓋に開口しますが、肉眼では見えないでしょう。

涙　嚢

1. 内眼角の皮下にあった**涙嚢 G** が剖出されています。

2. 涙嚢は下方に伸びて**鼻涙管 H** となります。

3. 鼻涙管は骨内に入って（骨性鼻涙管）、下鼻道の高さで鼻腔側壁に開口します。下鼻甲介が外れているので、鼻涙管の開口部が見えるかもしれません。

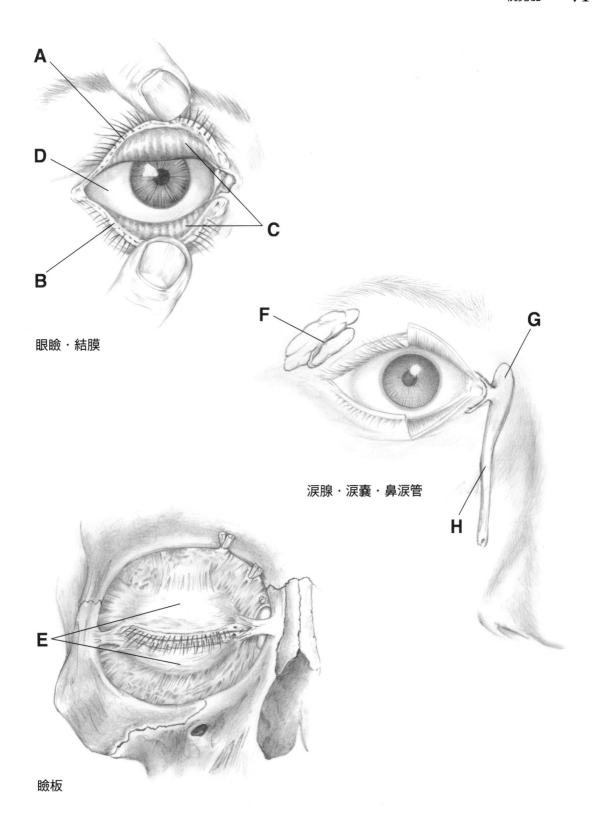

眼瞼・結膜

涙腺・涙嚢・鼻涙管

瞼板

35 眼窩・視神経管・上眼窩裂

◀┈┈◉ 眼窩を埋めていた眼球、外眼筋、諸神経および眼窩脂肪体が すべて取り除かれた状態で、眼窩を観察しましょう。

眼窩の位置

1. **眼窩 A** の天井を作っていた骨板（前頭骨）が大きく砕かれています（この骨板は かなり薄いことに注意!）。この骨板は**前頭蓋窩 B** の底でもあります。したがって、 眼窩が前頭蓋窩の下に位置することがわかります。

2. 眼窩の底を作る骨（上顎骨）も砕かれて、その下にある**上顎洞 C** が見えています。 眼窩が上顎洞の上に位置することがわかります

3. 正中断された頭部を前から見ると、眼窩の内側面は**鼻腔 D** の側壁と近いことがわか ります。実際、眼窩の内側壁が破壊されて、眼窩と鼻腔と交通している解剖体もあるで しょう。したがって、眼窩は鼻腔の外側に位置することがわかります。

視神経管・上眼窩裂・下眼窩裂

1. 眼窩の内面を見ると、3つの孔または裂け目が区別できます。

2. 眼窩の一番奥にある丸い孔は**視神経管 E**（の入口）です。視神経管は眼窩とトル コ鞍上面をつなぐ骨のトンネルです。

3. 視神経管を**視神経 F** と**眼動脈**が通ります。

4. 視神経管のすぐ外側にある細長い裂け目は**上眼窩裂 G** です。

5. 上眼窩裂は眼窩と**中頭蓋窩 H** の間の交通路です。

6. 上眼窩裂を通るものは、**動眼神経 I**、**滑車神経**、**三叉神経第 1 枝**（眼神経）、**外転 神経**および**上眼静脈**です。

7. 上眼窩裂の下方にあるもう 1 本の細長い裂け目は**下眼窩裂 J** です。下眼窩裂は眼 窩と**翼口蓋窩**の間の交通路です。

8. 下眼窩裂を通るものは、**眼窩下神経**、**頬骨神経**および**下眼静脈**です。

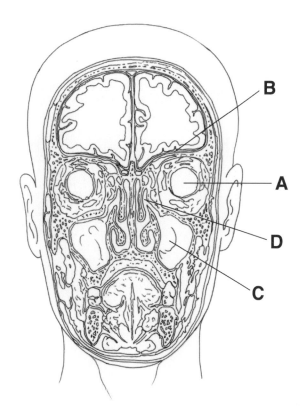

頭部前頭断面（解剖体では正中断されている）

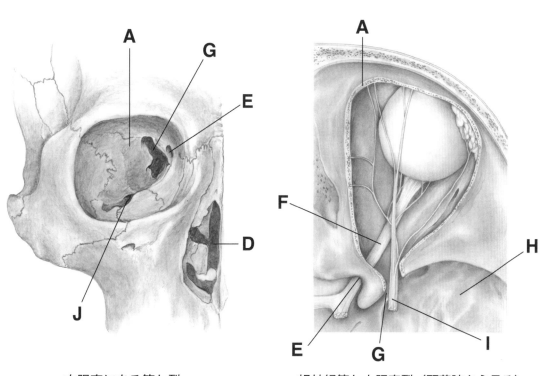

右眼窩にある管と裂　　　　　視神経管と上眼窩裂（頭蓋腔から見る）

36 外耳・中耳

←……◉ 外耳（耳介、外耳道）と中耳（鼓室）は剖出作業によって大きく破壊されているでしょう。取り出されて保存されている鼓膜と耳小骨、および破壊されずに残っている鼓室周囲の構造を観察しましょう。

鼓　膜

1. 鼓膜 **A** は外耳道 **D** と鼓室 **E** の境界にありました。

2. 鼓膜の鼓室側にはツチ骨 **F** が結合していましたが、剖出時にツチ骨は外れています。

3. 鼓膜は平坦ではありません。耳小骨によって鼓室側に引っ張られていたので、取り出した鼓膜も鼓室側にやや突出した円錐状です。

4. 鼓膜の外耳道側の面は皮膚に被われ、鼓室側の面は粘膜に被われています。

5. ツチ骨付着部周辺とそれより下方を緊張部 **B**、ツチ骨付着部より上方を弛緩部 **C** と呼びます。弛緩部は破れていることが多いでしょう。

耳小骨

1. 鼓膜と3種類の耳小骨（ツチ骨 **F**、キヌタ骨 **G**、アブミ骨 **H**）を並べ、鼓室内での連結を再現してみましょう。鼓膜の長径は約1cm、耳小骨は数mm程度です。

2. アブミ骨底をよく観察し、アブミ骨底がはまる前庭窓（卵円窓）**I** の形と大きさをイメージしましょう。

3. 鼓膜張筋 **J** のツチ骨への停止およびアブミ骨筋 **K** のアブミ骨への停止の位置を確認し、両筋の収縮によってどのような動きが生じるかを考えてみましょう。

鼓室周囲の構造

1. 鼓室の内側壁で、上方から前庭窓（卵円窓）**I**、岬角 **L**（蝸牛の骨壁の突出）および蝸牛窓（正円窓）を確認しましょう。

2. 鼓室の前壁から咽頭に向かう耳管 **M** が開放されています。耳管の上段（鼓膜張筋半管）を鼓膜張筋が走ります。

3. 鼓室の後壁が削り取られて、乳突洞が開放されています。

4. 乳突洞の後下方は乳突蜂巣（乳様突起内）に続きます。

5. 鼓室の上壁（鼓室蓋 **N**）は削り取られて頭蓋腔に通じています。

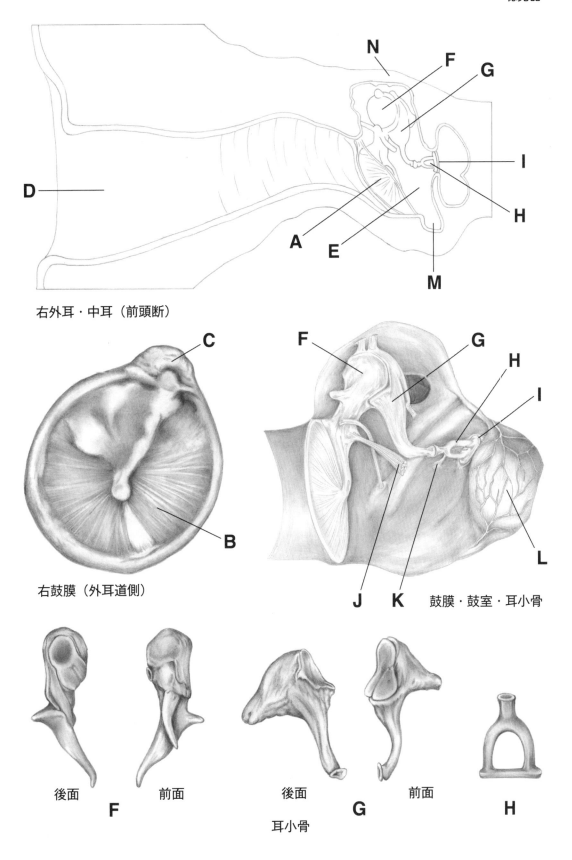

右外耳・中耳（前頭断）

右鼓膜（外耳道側）

鼓膜・鼓室・耳小骨

後面　F　前面

後面　G　前面

H

耳小骨

37 内耳

←┈● 内耳の諸構造（蝸牛、前庭、半規管）はすべて側頭骨錐体の中に埋まっています。これらを観察するには、周囲の骨を砕くあるいは削る作業が必要ですが、その作業の結果、破壊される構造も多いです。残存している範囲内で以下の諸構造を観察しましょう。

内耳孔と内耳道

1. 頭蓋腔内の**内耳孔 A** から鼓室に向かって**内耳道**の天井の骨が削り取られて、内耳道が開放されています。

2. 錐体の上縁を越えたあたりで内耳道は行き止まります（**内耳道底**）。

3. 内耳道を走ってきた**内耳神経 B** はいくつかの枝にわかれて、さらに外側方の内耳の各部位に向かいます。

4. 内耳道を内耳神経とともに走ってきた**顔面神経**は、内耳道底ではほぼ直角に後方に曲がります。

蝸　牛

1. 破砕された錐体の前方（内耳道の延長線上付近）で**蝸牛 C** の断面が見えます。

2. 渦巻き状の蝸牛の断面がどのような形状になるかを想像しましょう。**骨性蝸牛管 D** の丸い断面がいくつか見えるでしょう。

3. **蝸牛底**は内耳道底に接します。

4. **蝸牛頂 E** は鼓室に盛り上がって**岬角**を作ります。

半規管

1. **半規管 F** は錐体の前面（外側面）で、内耳道の延長線より後方に埋まっています。

2. **前半規管 G** の円弧面は錐体軸と直交します。

3. **後半規管 H** の円弧面は錐体軸と平行です。

4. 錐体をほぼ平行に削っているので、前半規管と後半規管は共に一対の丸い断面として見えるでしょう。

5. **外側半規管 I** は鼓室内側壁上方に突き出しているので、削られた鼓室の内側壁に、一対の丸い管の断面として見えるでしょう。

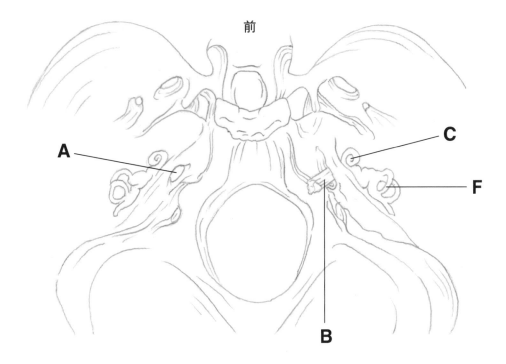

前

内頭蓋底における内耳の位置

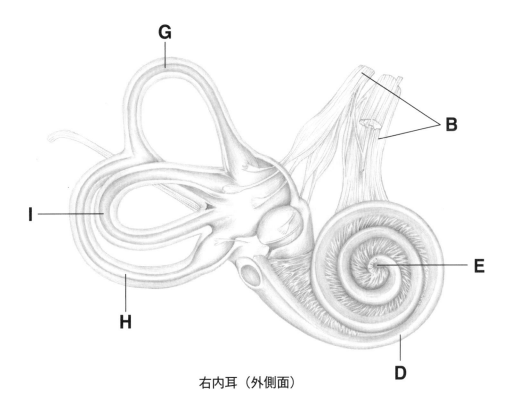

右内耳（外側面）

38 脳の外観

←……● 脳を丸ごと手で持ちながら、その全体像を観察しましょう。

脳の全体像

1. 脳の重さを測ってみましょう。脳の重量は体重によってほぼ決まります（約2％）。

2. 脳はガーゼ様の白っぽい半透明の膜（**クモ膜**）に包まれています。

3. 脳は**大脳A**、**小脳B**および**脳幹C**からなります。

4. 大脳と小脳の間の溝（**大脳横裂D**）は深く、**小脳テント**が入ります。

5. "脳のしわ"を作るのは**脳回**と**脳溝**です。大脳の脳回は広く、小脳の脳回は狭いです。

6. 脳表面の血管は脳溝に沿って走ります。

7. 大脳下面前部に**嗅球E**が、その後方に**嗅索F**、**視神経交叉G**が見えます。

大 脳

1. 脳の大部分を占める**大脳A**は**大脳縦裂H**によって、左右の**大脳半球I**に分かれます。

2. 大脳の頂上よりやや後方から斜め前に下る溝が**中心溝（Rolando溝）J**です。中心溝の前方を**前頭葉L**、中心溝の後方を**頭頂葉M**と呼びます。

3. **外側溝（Sylvius溝）K**は脳の外側面にある深い脳溝です。外側溝より下方が**側頭葉N**です。

4. 大脳の後部を**後頭葉O**と呼びます。頭頂葉と後頭葉の境界および側頭葉と後頭葉の境界を示す明瞭な溝は外表面にはなく、内側面にあります（頭頂後頭溝）。

小 脳

1. **小脳B**は脳の後下部を占めます。

2. 小脳は左右の**小脳半球P**と正中部の**小脳虫部**からなります。

3. 小脳と脳幹は3種類の**小脳脚**によってしっかりと結合しています。

脳 幹

1. **脳幹C**は上から順に**中脳**、**橋Q**、**延髄R**と続きます。

2. 中脳は大脳に囲まれていて、外からはほとんど見えません。

3. 橋は脳幹で最も膨らんだ部分で、左右の小脳半球を橋渡ししています。

4. 延髄は徐々に細くなりつつ、その下方の脊髄に続きます。

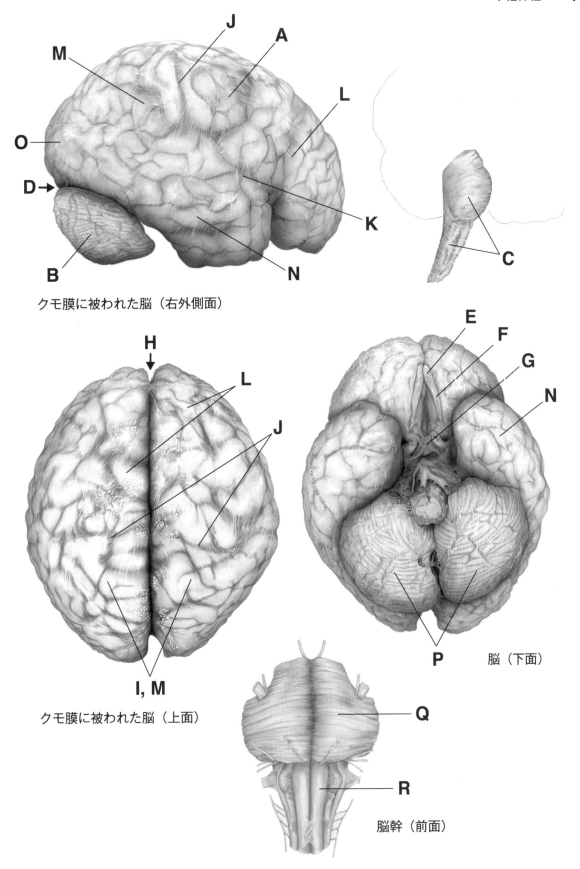

クモ膜に被われた脳（右外側面）

クモ膜に被われた脳（上面）

脳（下面）

脳幹（前面）

39 髄膜

◀‥‥◉ 脳は三枚の膜(硬膜、クモ膜、軟膜)からなる髄膜に包まれています。硬膜は脳を取り出す際に頭蓋骨側に残ります。デモ用の脳はクモ膜と軟膜に包まれています。

硬膜

1. 大脳半球を被う**硬膜 A** は正中線上で下方に伸びて**大脳鎌 B** を作ります。

2. 大脳鎌は左右の大脳半球の間を仕切ります。大脳鎌の下端は自由縁で終わります。

3. 大脳鎌を後方にたどると左右両側に分かれて水平になり、**小脳テント C** に移行します。

4. 小脳テントは後頭蓋窩上方を塞いでいますが、前方中央部がぽっかりと口を開けています。ここを脳幹が通ります。

5. この開口部を除くと、小脳テントの辺縁はすべて頭蓋骨に結合しています。

6. 大脳鎌の前端は篩板の上に突出する**鶏冠**に付着します。

7. 硬膜内を走る**硬膜静脈洞 D** については「18 主な静脈」で観察します。

クモ膜

1. 脳をつつんでいる**クモ膜 E** は、白っぽい、薄手の" ガーゼ "のような膜です。

2. クモ膜が一部剥がれているところをよく見ましょう。クモ膜の下に見える脳表面には、光沢のある薄い膜が密着しています。これが**軟膜 H** です。

3. クモ膜と軟膜の間の空間が**クモ膜下腔 F** で、生体ではここを**脳脊髄液（髄液）**が流れます。脳表面の大部分の血管はクモ膜下腔を走っています。

4. クモ膜下腔を走る血管から出血が起こると、その血液はクモ膜下腔に拡がることになります（**クモ膜下出血**）。

5. 脳上面の上矢状静脈洞近辺のクモ膜には、**クモ膜顆粒 G** と呼ばれる、径 1 〜 2mm ほどのカリフラワー上の突起物が見られます。大きなクモ膜顆粒は頭蓋冠の内面を圧迫して**クモ膜顆粒小窩**を作ります。

6. クモ膜顆粒はクモ膜下腔の髄液を硬膜静脈洞に導く通路と考えられています。

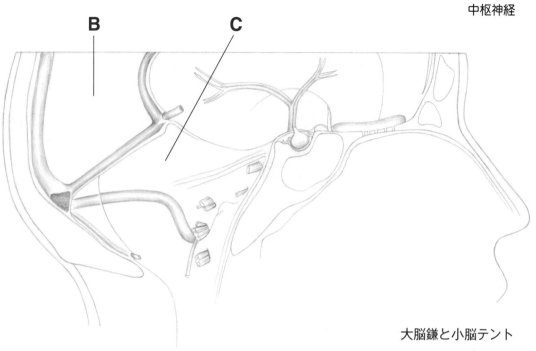

大脳鎌と小脳テント

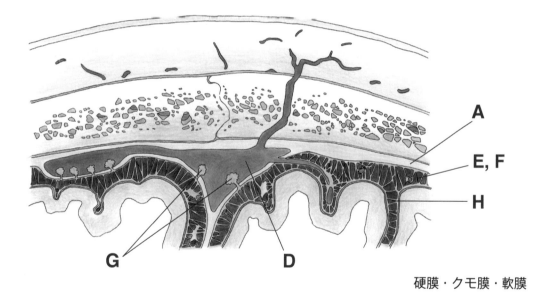

硬膜・クモ膜・軟膜

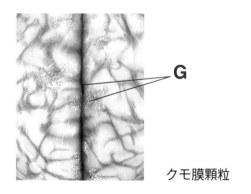

クモ膜顆粒

40 脳の内部構造

←·····◉ いくつかの断面を示すデモ用の脳があれば、脳の内部構造を
観察しましょう。

脳幹 (中脳) の横断面

1. 横断された中脳の前方には一対の**大脳脚 A** があります。大脳脚は脳幹と大脳皮質を連絡する**運動性下行伝導路**と**感覚性上行伝導路**からなります。

2. 大脳脚のすぐ後ろに、その名の通り、黒く見える帯状の**黒質 B** があります。

3. 中脳後方の正中線上に**中脳水道 C** が小さな孔（径 1 ～ 2mm）として見えます。

4. 中脳の後端には**上丘 D** と**下丘 D** という高まりが各 2 個ずつあります。

脳幹の正中断面

1. 脳幹は上から**中脳 E**、**橋 F**、**延髄 G** と続きます。脳幹と**小脳**の間に**第四脳室 H** が挟まっています。

2. 脳幹は、やや茶色っぽい部分（灰白質）と白い部分（白質）が混在しています。

3. 灰白質には**脳神経核**や**脳幹網様体**があり、白質にはさまざまな伝導路を構成する神経線維が走っています。

4. 延髄最下端の**錐体交叉**（左右の錐体路線維束の交叉）がわかるでしょうか？

小脳の正中断面

1. 表層の**小脳皮質 I**（灰白質）と内部の**小脳髄質 J**（白質）が区別できます。

2. この構造パターンは、小脳全体として枝葉の繁った樹木のように見えるので、**小脳活樹**と呼ばれます。

大脳の正中断面

1. 左右の脳を連絡する**脳梁 K** の断面が見えます。脳梁は厚さが数 mm ～ 10mm ほどの白い帯状で、前後方向に " つ " の字を描きます。

2. 脳梁の下に接して半透明の薄い膜（**透明中隔 L**）が見えます。正中断の際に透明中隔が破れて、その奥の**側脳室 M** が開口しているかもしれません。

3. 透明中隔の下端を縁どる弓状の白い索状構造が**脳弓 N** です。脳弓は後方に弧を描きながら、奥に入り込んでいきます。

4. 脳弓の下には、縦断された**第三脳室 O** が " くぼみ " のように見えます。

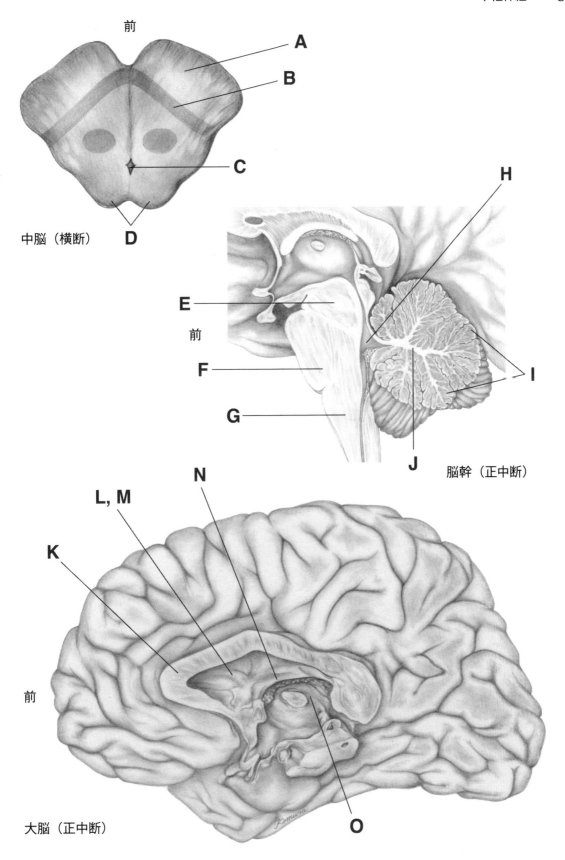

前

A

B

C

D

中脳（横断）

H

E

前

F

G

I

J

脳幹（正中断）

N

L, M

K

前

O

大脳（正中断）

41 脳室

◀┈┈◉ 正中断した脳で、脳の内部にある脳室系 (側脳室、第三脳室、中脳水道、第四脳室) を観察しましょう。

第三脳室

1. 脳弓のすぐ下に、茶褐色を呈する毛糸のような構造が見えます。これは**第三脳室**の上壁を作る**第三脳室脈絡叢 B** です。

2. 第三脳室脈絡叢の下方の浅いくぼみが、縦断された**第三脳室 A** です。

3. 第三脳室の側壁の膨らみは、第三脳室の外側に接する**視床 C** です。

4. 左右の視床は第三脳室をはさんで、**視床間橋 D** によって連絡しています。

5. 第三脳室の左右前上方に**室間孔（Monro 孔）E** があり、**側脳室 M** につながります。

6. 第三脳室の下 1/3 程度のところで、視床の膨らみがなくなって水平方向の溝（視床下溝）ができます。ここから下が**視床下部 F** です。

7. 第三脳室は**視神経交叉 G** と**下垂体 H** に向かって前下方に延びます。

8. 第三脳室底中央部には**乳頭体 I** という半球状の隆起物があります。

9. 第三脳室の後壁、正中線上には**松果体 J** があります。

10. 第三脳室の後下方は**中脳水道 K** に続いています。中脳水道の後方（背側）にある隆起構造は**上丘 L** です。

側脳室

1. 正確に正中断された脳では、**側脳室 M** は透明中隔越しに透けて見えます。

2. 正中断がずれて透明中隔が破れると、その奥に拡がる側脳室が直接見えます。

3. 側脳室の形は " ブーメラン " 型で、前方に**前角 N** が、後方に**後角 O** が、下方に**下角 P** が鋭く突出しています。側脳室をのぞき込んでみましょう。

中脳水道、第四脳室

1. 正中断された脳幹では、中脳を貫通する**中脳水道 K** と、橋・延髄と小脳の間に拡がる**第四脳室 Q** を観察できます。

2. 第四脳室の両側方には左右の**外側口（Luschka 孔）R**、下端には**正中口（Magendie 孔）S** があり、クモ膜下腔に通じています。

3. 第四脳室の下端は**脊髄中心管 T** に続きます。

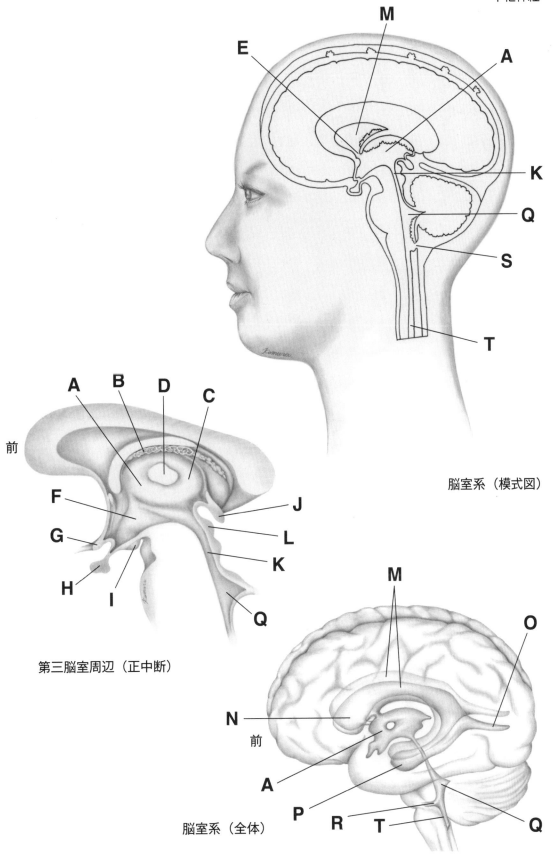

脳室系（模式図）

第三脳室周辺（正中断）

脳室系（全体）

42 脊髄

←┄┄● 脊髄は脊柱管から取り出されて、いくつかに切断されています。

脊髄の外観

1. 全体として、脊髄は下に行くほど細くなりますが、頸部（**頸膨大 A**）と腰部（**腰膨大 B**）にやや太い部分があります。

2. 腰膨大より下方の脊髄は円錐状に細くなります（**脊髄円錐 C**）。脊髄円錐の下端をもって脊髄の下端とします。

3. 脊髄下端の高さ（第1〜2腰椎）は腰椎穿刺の位置を決める際、重要です。

4. 脊髄から**脊髄神経の前根 D** と**後根 E** が出ます。

5. 前根は前外側溝から出て、後根は後外側溝に入ります。

6. 頸髄から出る上位脊髄神経はほぼ外側に向かって出ますが、下位脊髄神経になるにしたがって脊髄から下方に向かって出て、脊柱管の中を長く走るようになります。これは各脊髄神経が通る椎間孔が、下位になるほど下方に位置するためです。

7. 下位脊髄神経は束になって脊柱管内を長く下行することになります。脊髄下端よりも下方にある脊髄神経の束を、その形状が馬のしっぽに似ていることから**馬尾 F** と呼びます。

脊髄の断面

1. 内部のH字形の**灰白質 G** と周辺部の**白質 H** を区別しましょう。固定遺体では、灰白質は白っぽくて白質がやや黒っぽく見えるので、注意が必要です。

2. 灰白質で**前角**および**後角**を区別しましょう。

3. 白質で**前索**、**側索**および**後索**を区別しましょう。

4. 脳室の続きである**脊髄中心管**は見分けられるでしょうか。

脊髄神経節

1. 脊髄神経後根を構成するニューロンが存在する**脊髄神経節 I** は、脊柱の椎間孔の位置に存在します。

2. 1〜2個の脊髄神経節が剖出されその場に残っているので、観察しましょう。

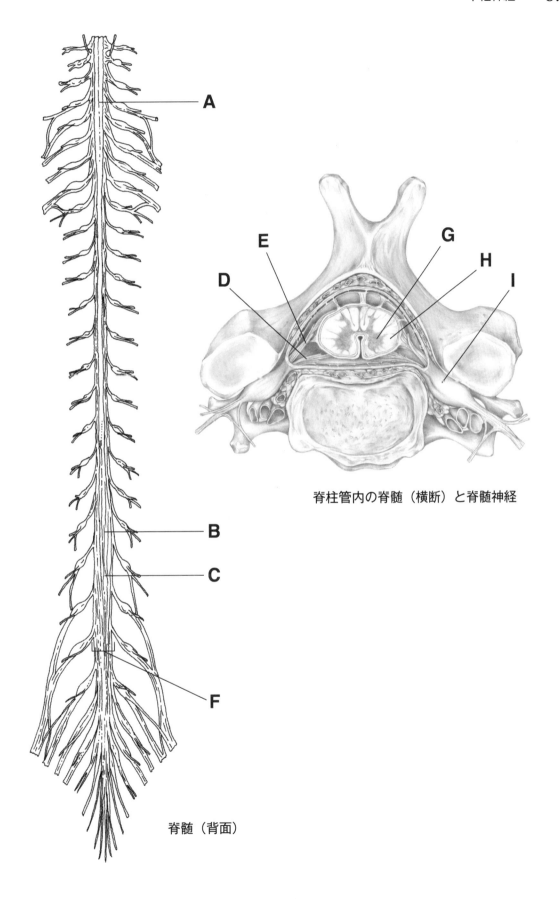

A

E
G
H
D
I

脊柱管内の脊髄（横断）と脊髄神経

B

C

F

脊髄（背面）

43 脳神経

←┄┄◉ 脳底から出る 12 種類の脳神経の根を観察しましょう。脳底部のクモ膜が丁寧に除去されていないと観察は困難です。

脳神経の根

1. 脳底の前方に、左右各 1 本の嗅索がのびています。その先端はやや膨れて**嗅球 A** となって終わります。

2. 嗅球をルーペで観察すると、脳を取り出す時に引きちぎられた、細い**嗅神経 (Ⅰ) B** の残りを観察できるかもしれません。

3. 脳底部の大脳縦裂の最後端の 1cm ほど後方に視神経交叉があります。文字通り、左右の**視神経 (Ⅱ) C** が交叉してできる構造です。

4. 中脳と橋の境界部の正中線両側から、左右の**動眼神経 (Ⅲ) D** がでます。

5. 大きく左右に張り出した橋の外側面から、脳神経の中で最も太い**三叉神経 (Ⅴ) E** が出ます。三叉神経の断面を見ると、多くの神経束で構成されていることがわかります。

6. 動眼神経 (Ⅲ) と三叉神経 (Ⅴ) の間に、中脳の背側から延びだしてきた**滑車神経 (Ⅳ) F** が見つかるかもしれません。滑車神経は動眼神経よりはるかに細い脳神経です。

7. 滑車神経は脳神経の中で唯一、脳幹の背面から出て、大脳脚を回り込んで前方に出てきます。

8. 橋と延髄の境界部の脳底動脈両側から、左右の**外転神経 (Ⅵ) G** が出ます。

9. 外転神経根の外側で、橋と小脳の間のくぼみ（小脳橋角）から、**顔面神経 (Ⅶ) H** と**内耳神経 (Ⅷ) I** が出ます。

10. 延髄外側面から、上から順番に**舌咽神経 (Ⅸ) J**、**迷走神経 (Ⅹ) K** および**副神経 (Ⅺ) L** の 3 種類の脳神経がでますが、いずれも複数本の細い根に分かれているので、区別が難しいでしょう。

11. 10. の 3 種類の脳神経根の前に、延髄の前外側溝から出る複数の**舌下神経 (Ⅻ) M** の根が被さっています。

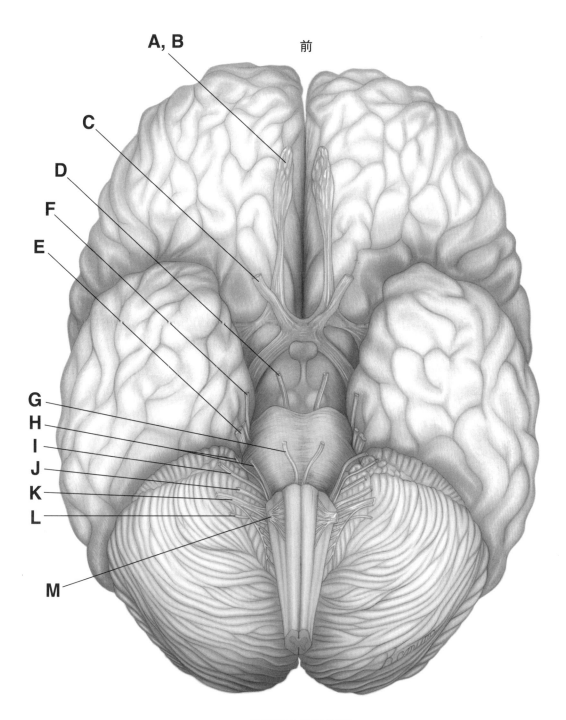

脳底部の脳神経根

44 脳神経が頭蓋底を貫く孔・管

◂┈◉ 脳神経が通る頭蓋底の孔、管等は剖出作業によって破壊され
ているかもしれません。

1. 嗅神経 (I) は鼻腔の嗅粘膜から出て、篩骨篩板の**篩孔 A** を通って頭蓋腔に入ってきますが、非常に細い嗅神経を見つけることは困難でしょう。

2. 眼球後部から出た**視神経 (II)** は**視神経管 B** を通って、トルコ鞍の上面に出てきます。視神経管は 35 で探索しました。

3. 動眼神経 (III)、**滑車神経 (IV)** および**外転神経 (VI)** はいずれも海綿静脈洞を貫いて前に進み、**上眼窩裂 C** を通って眼窩に入ります。上眼窩裂も 35 で探索しました。

4. 橋の外側から出た**三叉神経 (V)** は三叉神経節で 3 本の枝に分かれます。**三叉神経第 1 枝（眼神経）**は中頭蓋窩前方の**上眼窩裂 C** を通って眼窩に入ります。

5. 三叉神経第 2 枝（上顎神経）は中頭蓋窩の底を走り、**正円孔 D** を通って翼口蓋窩に出ます。

6. 三叉神経第 3 枝（下顎神経）は中頭蓋窩の底を走り、**卵円孔 E** を通って側頭骨下に出ます。

7. 橋と小脳の間（小脳橋角）から出た**顔面神経 (VII)** と**内耳神経 (VIII)** は一体となって、**内耳孔 F** から**内耳道**に入ります。

8. 顔面神経は側頭骨内で**顔面神経管**を通り、**茎乳突孔**から側頭骨下に出ますが、顔面神経管の観察は困難でしょう。

9. 内耳神経は側頭骨錐体内にある内耳（蝸牛、前庭、半規管）に分布します。

10. 延髄からでた**舌咽神経 (IX)**、**迷走神経 (X)** および**副神経 (XI)** は頸静脈孔 G を通って頭蓋下に出ます。

11. 舌下神経 (XII) は**舌下神経管 H** を通ります。

前

B

A

C

D

E

F

G

H

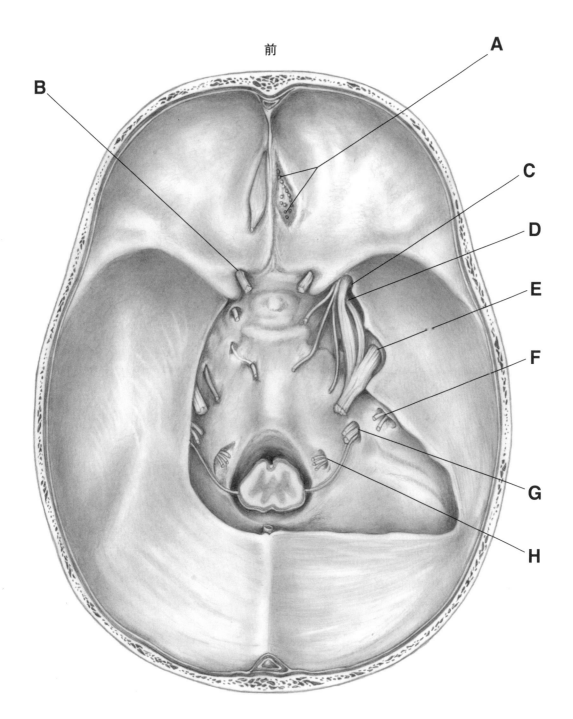

頭蓋窩の孔・管・裂と脳神経
（中頭蓋窩〜後頭蓋窩を被う硬膜をはがす）

45 腕神経叢

←⋯◉ 腕神経叢は C5 ～ Th1 の 5 本の脊髄神経前枝で構成されます。腕神経叢は脊髄神経叢の中で最も大きいので、その構成がわかりやすいでしょう。

1. 鎖骨がはずされた側頸部～前胸部で**斜角筋隙 A**（**前斜角筋 B、中斜角筋 C** および**第一肋骨 D** に囲まれた三角形の領域）を確認しましょう。

2. 腕神経叢と鎖骨下動脈が斜角筋隙から上肢の方に向かうのがわかるでしょう。

3. 腕神経叢は 3 本の神経幹（**上神経幹 E、中神経幹 F、下神経幹 G**）のところで切断されているはずです。

4. 上肢側に残っている**腕神経叢**を観察し、3 本の神経束（**外側神経束 H、内側神経束 I、後神経束 J**）を確認しましょう。

5. 3 本の神経束からそれぞれ 2 本ずつ枝が出て、以下の 5 本の終枝を作っています。

    1）**筋皮神経 K**：外側神経束が筋皮神経に移行します。

    2）**正中神経 L**：外側神経束の枝と内側神経束の枝が合流して正中神経を作ります。

    3）**尺骨神経 M**：内側神経束の枝が尺骨神経に移行します。

    4）**橈骨神経 N**：後神経束が橈骨神経に移行します。

    5）**腋窩神経**：後神経束の枝が腋窩神経に移行します。

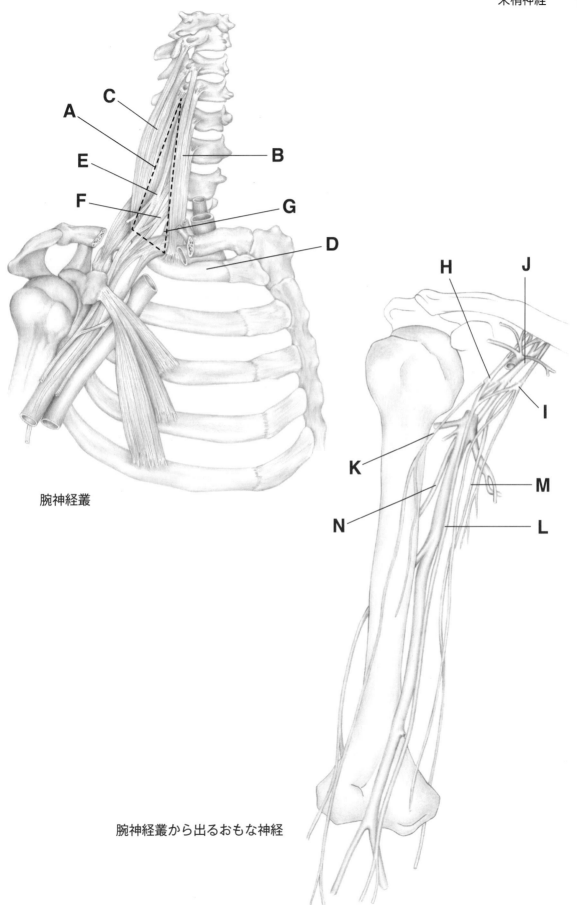

腕神経叢

腕神経叢から出るおもな神経

46 腰仙骨神経叢

◀┈◉ 腰神経叢は L1 − 4 の前枝で構成され、仙骨神経叢は L4 − S4 の前枝で構成されます。腰神経叢から出る大腿神経と閉鎖神経、および仙骨神経叢から出る坐骨神経の走行を観察しましょう。

大腿神経

1. 大腿神経 A は**腰神経叢**から出る神経の中で最も太い神経です。大腿神経は大腰筋と腸骨筋の溝から現れ、深部に入り込みます。

2. 次に大腿神経を観察できるのは、**大腿三角**（スカルパ三角）**B** です。大腿三角とは鼠径靱帯、縫工筋内側縁および長内転筋外側縁で囲まれた、大腿内側面の領域です。

3. 大腿三角の中を**大腿動脈 C**（中）と**大腿静脈**（内側）**D** が上下方向に走ります。

4. 大腿動静脈よりもやや外側に大腿神経が上下方向に走ります。

閉鎖神経

1. L2 − 4 に由来する**閉鎖神経 E** は大腰筋の内側縁の奥を下行し、閉鎖管を通って骨盤外に出ます。

2. その後、閉鎖神経は前枝と後枝に分かれて**大腿内転筋群**の中に入ってきます。

3. 閉鎖神経前枝は恥骨筋と短内転筋の間を下行し、大内転筋の前を走ります。

4. 閉鎖神経後枝は短内転筋の後方を下行し、大内転筋の前を走ります。

坐骨神経

1. 仙骨神経叢から出る最大の枝である**坐骨神経 F** は、**梨状筋下孔**から骨盤の後方（殿部）に出ます。

2. 坐骨神経は大腿後面を下方に走り、膝窩（膝の裏のくぼみ）に向かいます。

3. 坐骨神経は大腿下部で**脛骨神経 G** と**総腓骨神経 H** に分離しますが、既に殿部で両神経への分離が始まっていることがあります。

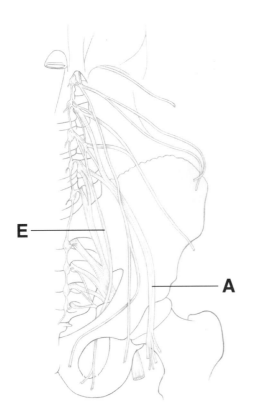

腰神経叢から出る大腿神経と閉鎖神経

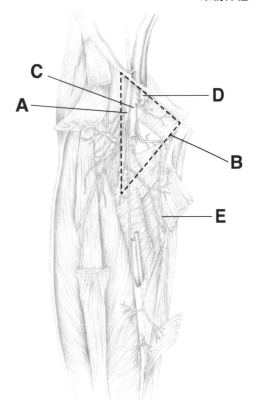

大腿三角（スカルパ三角）

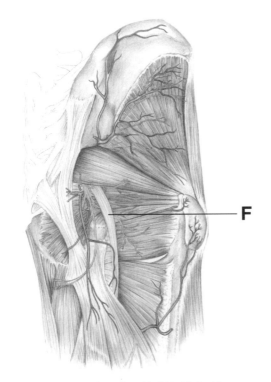

右殿部（大殿筋と中殿筋を取り去る）

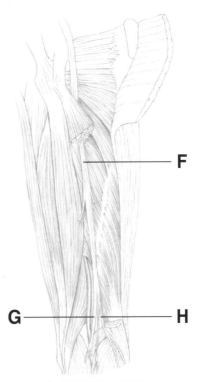

右大腿後面〜膝窩

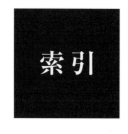

索引

医療系学生のための解剖見学実習ノート

2020 年 10 月 15 日　　初 版 発 行
2023 年 5 月 15 日　　第三刷発行

著作者　　千田隆夫・小村一也

発行所　　株式会社アドスリー
　　　　　〒 162-0814　東京都新宿区新小川町 5-20
　　　　　TEL (03) 3528-9841 ／ FAX (03) 3528-9842
　　　　　principle@adthree.com
　　　　　https://www.adthree.com

発売所　　丸善出版株式会社
　　　　　〒 101-0051 東京都千代田区神田神保町 2-17
　　　　　TEL (03) 3512-3256 ／ FAX (03) 3512-3270
　　　　　https://www.maruzen-publishing.co.jp

組版 日本メディネット協会／印刷・製本 日経印刷株式会社
ISBN 978-4-904419-96-0 C3047　　Printed in Japan